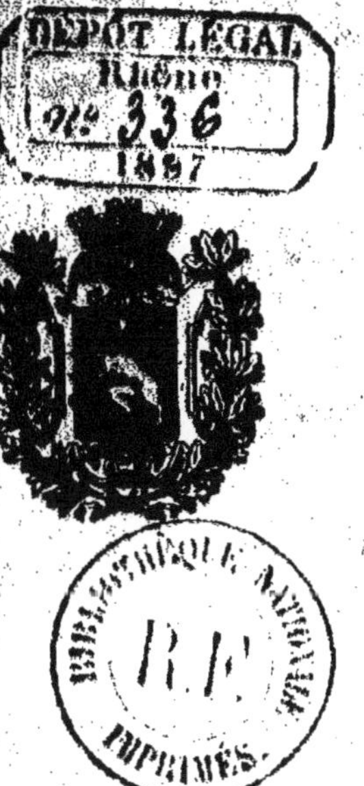

Dr Léon JACQUET

Officier d'Académie

Pharmacien de 1re classe

Ex-Pharmacien adjoint des Hôpitaux de Lyon

DES EFFETS

DE

L'EXTRAIT DE REIN

(NEPHRINE)

DANS LE

TRAITEMENT DE L'INSUFFISANCE RÉNALE

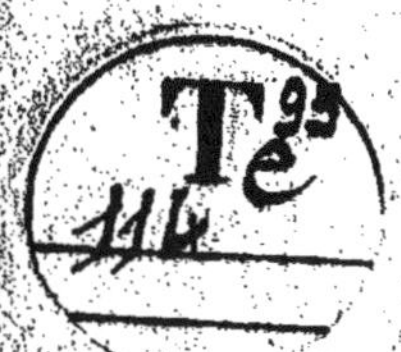

A.-H. STORCK, ÉDITEUR

LYON

Dʳ Léon JACQUET

Officier d'Académie
Pharmacien de 1ʳᵉ classe
Ex-Pharmacien adjoint des Hôpitaux de Lyon

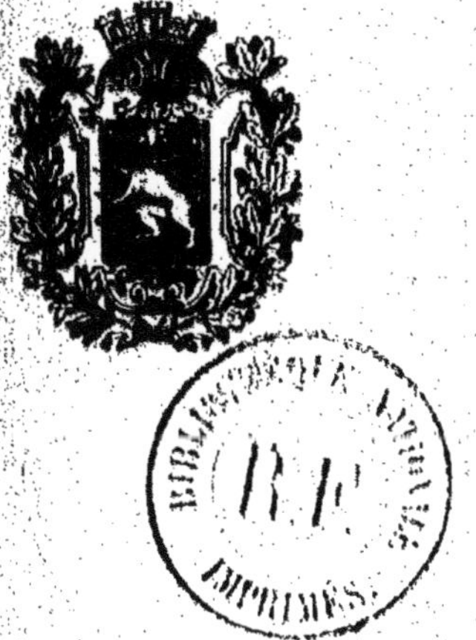

DES EFFETS

DE

L'EXTRAIT DE REIN

(NEPHRINE)

DANS LE

TRAITEMENT DE L'INSUFFISANCE RÉNALE

A.-H. STORCK, ÉDITEUR
LYON

INTRODUCTION

Dans le travail qui va suivre, nous ne nous sommes pas seulement proposé de démontrer cliniquement que les injections de néphrine (extrait de reins) modifiaient heureusement l'insuffisance rénale ; notre but principal a été de le démontrer expérimentalement en étudiant l'influence de ce médicament sur l'une des réactions physiologiques de l'urine, sa toxicité, et sur ses réactions chimiques.

Nos recherches peuvent se diviser en deux parties : dans la première, après quelques mots sur le mode de préparation de la liqueur physiologique, nous nous occupons de déterminer exactement le coefficient urotoxique normal dans les conditions expérimentales où nous nous plaçons.

La seconde comprend l'exposé de nos observations cliniques et de nos recherches physiologiques et chimiques avec quelques considérations sur les doses auxquelles il convient d'employer ce médicament, sur ses effets, ses indications et son mode d'action.

L'idée de ce travail nous a été suggérée par M. le professeur Teissier qui a bien voulu s'intéresser à nos recherches cliniques et nous a fourni dans son service de l'Hôtel-Dieu les éléments qui nous étaient nécessaires, ce nous est un devoir facile de l'assurer ici de notre profonde gratitude pour l'accueil affable et bienveillant que nous avons rencontré auprès de lui comme pour l'intéressant enseignement clinique qu'il nous a donné. Nous le remercions encore d'accepter la présidence de cette thèse et nous lui en affirmons notre vive et durable reconnaissance.

A M. le docteur Chatin, médecin des hôpitaux, nous avons aussi beaucoup d'obligations pour l'empressement avec lequel il s'est mis à notre disposition pour la technique dont le détail nous était tout d'abord inconnu.

M. le professeur-agrégé Courmont, médecin des hôpitaux, nous a également accueilli avec bienveillance pendant qu'il suppléait dans son service M. le professeur Teissier. Nous tenons à lui en exprimer nos sincères remerciements.

Merci à MM. les professeur Crolas, Cazeneuve, à M. le docteur Linossier dont nous avons à plusieurs reprises mis l'obligeance à contribution.

M. le docteur Drivon nous a autorisé à essayer sur des malades appartenant à son service le traitement dont nous recherchions les effets ; nous lui en sommes fort obligé.

M. Péhu, interne des hôpitaux, a été pour nous un précieux et dévoué collaborateur auquel nous vouons une sincère et reconnaissante amitié et M. Bertòn, pharmacien-adjoint des hôpitaux, a bien voulu avoir l'obligeance de nous aider dans nos analyses chimiques.

Enfin nous n'aurions garde d'oublier MM. Frœnkel, Guinard et Dumarest dont les connaissances techniques nous ont permis de triompher de quelques obstacles.

CHAPITRE PREMIER

HISTORIQUE

Depuis une trentaine d'années, la physiologie a orienté une bonne partie de ses travaux vers un point particulier : la recherche des sécrétions internes des organes de l'économie, et la détermination du rôle prépondérant qu'elles remplissent dans le fonctionnement de la vie normale.

On sait que les sécrétions internes sont fournies par des cellules qui déversent leur produit directement dans le sang ou dans la lymphe, sans passer par l'intermédiaire d'un canal excréteur. Le fait d'être pourvu d'une sécrétion interne n'exclue pas, d'ailleurs, pour l'organe considéré, la possibilité d'élaborer une substance conduite hors de la glande par une voie canaliculée : ce caractère appartient aux glandes dites à sécrétion mixte. Le foie, le pancréas, le rein en sont des exemples.

L'idée de ce rôle ne s'était pas présentée à l'esprit des physiologistes de la première moitié du siècle. C'est, en somme, à Claude Bernard que revient l'honneur d'avoir démontré que le foie, par sa fonction glycogénique, possède vraiment une sécrétion interne. Vers l'époque où il commençait ses mémorables travaux Schiff avait entrevu le rôle normal de la glande thyroïde : mais ce n'est que trente ans plus tard, en 1882, que Reverdin (de Genève) annonça que la destruction pathologique, chirurgicale ou expérimentale de la glande thyroïde amène chez l'homme ou l'animal des modifications notables de l'économie : une cachexie à allure spéciale, appelée plus tard myxœdème par les médecins anglais Ord et Gall (1873-1878), et « cachexie strumiprive » par le chirurgien bernois Kocher. Depuis ces dates, l'appui considérable que donnèrent les observations des chirurgiens et les expériences des physiologistes de tous pays a définitivement corroboré la conception première de Ord et Gall, et il est désormais établi que la glande thyroïde possède une sécrétion interne dont le rôle est de protéger l'organisme humain ou animal contre l'action nocive d'une toxine ou d'un poison (de nature inconnue encore) dont l'effet se porte primordialement sur le système nerveux pour y produire une série de phénomènes pathologiques très connus aujourd'hui.

Mais les efforts des expérimentateurs ne devaient pas s'arrêter à cette étape.

Parallèlement, en effet, les physiologistes admettent que le testicule est également pourvu d'un double rôle : Brown-Sequard (Soc. biol. 1889) proclame que l'absence du testicule produit des modifications profondes et sûres : l'état de myoasthénie propre à l'âge avancé est dû, d'après lui, en grande partie à l'absence de la sécrétion interne du testicule. Les anomalies du développement de certains individus cryptorchides ou anorchides a pour cause le défaut de cette sécrétion glandulaire.

Pour ce qui est du pancréas, les recherches expérimentales ont aussi apporté une sérieuse base d'appui à l'opinion tendant à l'homologuer avec le foie, la thyroïde et le testicule. En 1892, Minkowsky, von Mering, puis après eux Hédon, Gley, Thiroloix, etc. dissocient nettement la sécrétion externe ou digestive et la sécrétion interne destinée (suivant un mode encore inconnu de son mécanisme intime, malgré les recherches de Lépine et Barral, de Chauveau et Kauffmann) à pondérer la glycogenèse hépatique, à la proportionner aux besoins de l'organisme.

De même, les cliniciens et les physiologistes sont actuellement d'accord pour reconnaître que les capsules surrénales (Brown-Sequard, Abelous et Langlois), les ovaires (Régis, Clément, Spillmann) (1) etc., sont pourvus d'un rôle qui, en tous points, est à comparer à celui des organes précités.

La sécrétion interne du rein est aussi de connaissance nouvelle et sa conception a largement bénéficié des recherches contemporaines. Son histoire a été résumée dans un ouvrage de date récente auquel nous ferons sur ce point des emprunts : la *Thérapeutique des tissus*, par M. Bra (2).

La clinique et l'expérimentation se sont mutuellement aidées pour asseoir cette idée nouvelle.

Brown-Sequard (3) admet trois types distincts pour

---

(1) Spillmann. — Communicat. au Cong. de méd. int. de Nancy (août 1896).

(2) M. Bra. — *Thérapeut. des tissus : compendium des médications organiques* (1895).

(3) Brown-Sequard. — C.-R. Soc. Biologie (1889).

l'absence de sécrétion des reins : dans l'un, les deux sécrétions interne et externe font défaut : en ce cas, on assiste cliniquement à la coïncidence des deux phénomènes, anurie et urémie ; — dans un deuxième cas, la sécrétion interne seule est absente, tandis que le rein continue à fabriquer de l'urine ; c'est ce qui se passe dans certaines maladies altérant presque toute l'étendue du parenchyme rénal ; mais néanmoins, persiste la sécrétion urinaire ; — dans un troisième cas, enfin, c'est uniquement la fonction urinaire qui manque, et intégralement pendant un temps plus ou moins long, se continue la sécrétion interne.

L'anurie des calculeux, dans laquelle les phénomènes urémiques n'apparaissent qu'au bout de cinq à six jours, même l'anurie hystérique qui peut coïncider pendant un temps fort long avec l'intégrité absolue de la santé générale comme en font foi plusieurs observations de Choud sont des exemples de ce type.

Voici ce qu'enseigne la clinique.

L'expérimentation est tout aussi instructive. En effet :

1º Quand on pratique l'extirpation des reins, on assiste en peu de temps à la mort de l'animal, parce qu'il y a toxhémie par accumulation d'urée dans le sang ;

2º Par ligature des uretères, il y a apparition de phénomènes urémiques, au bout de deux à trois jours après l'opération, et ce, pour une cause identique ;

3º Lorsqu'on fait la ligature des vaisseaux, c'est-à-dire lorsqu'on provoque par arrêt circulatoire la diminution progressive puis la disparition de la fonction glandulaire de cet organe, on obtient de même une véritable urémie physiologique.

Ces faits ont été repris et à nouveau précisés par Meyer (*Arch. de physiol.* 1893) qui a confirmé les idées de Brown-Sequard et a conclu que l'on devait désormais, à l'ancienne conception de Bouchard — pour qui l'urémie est due surtout à une insuffisance d'excrétion rénale, — ajouter cette notion nouvelle que cette affection est due à l'arrêt, ou à l'insuffisance de la sécrétion interne de cet organe.

D'ailleurs, le professeur Bouchard avait lui-même entrevu que l'empoisonnement était « de causes multiples » et que, dans cette complexité des causes premières, une part devait être faite à ce qui appartient aux deux sécrétions normales de la glande rénale. Définitivement, Brown-Sequard a précisé cette cause de toxhémie.

Ainsi, par les efforts combinés des cliniciens et des physiologistes, le fonctionnement de certaines glandes apparaissait plus lucidement aux esprits. Et l'importance de cette notion ne resta pas longtemps dans le domaine spéculatif.

Car, bien vite, Brown-Sequard conçut qu'il y avait, à côté des notions pathogéniques, beaucoup à tirer de cette idée nouvelle, pour la thérapeutique des maladies dans lesquelles cette absence ou cette insuffisance de la sécrétion interne tient une place importante.

Le 15 juin de l'année 1889, il annonçait à la Société de biologie le résultat des recherches qu'il avait entreprises sur les effets des injections de suc testiculaire en opérant avec une méthode particulière dont les détails été ont bien fixés.

Sur lui-même, il avait obtenu avec du liquide orchitique des résultats rapidement constatables ; activité plus grande au travail, à l'effort intellectuel, entre autres. Expérimentalement et cliniquement, il constata des modifications dynamogéniques incontestables dans certaines affections de la neuropathologie. Nombre d'observations d'un traitement de l'ataxie locomotrice, de paralysie ascendante, de paraplégie, fait par des injections du même liquide testiculaire sont venues affirmer l'excellence du procédé.

Ainsi, partant de faits expérimentaux, Brown-Sequard arrivait à cette donnée que « tous les tissus sont des modificateurs du sang par une sécrétion interne qu'emporte le sang veineux ».

La médication par les sucs organiques, « l'opothérapie » était née, et recevait droit de cité définitif dans le domaine de la thérapeutique médicale et chirurgicale.

A côté de la médication orchitique prirent bientôt place les traitements par les sucs pancréatique, ovarique, thyroïdiens, pneumique, nerveux, capsulaire, etc. De tous ces procédés, tous n'ont pas eu la même fortune. La thérapeutique par l'extrait du suc rénal entre autres n'est pas encore parfaitement connue de tous les cliniciens.

Labadie, Lagrave Lecorché et Talancon, Gaucher et Gallois dans leur récent traité de thérapeutique (1), n'en font pas mention.

La première observation clinique date de 1892 mais n'est appuyée d'aucune analyse : elle a pour auteur le professeur Dieulafoy : dans un cas dont nous relatons plus loin les détails (où il s'agissait d'accidents urémiques avec anurie), cet auteur tenta des injections d'extrait de suc

(1) Gaucher et Gallois. — *Thérapeutique des maladies du Rein*, 1896.

rénal préparé suivant la méthode de Brown-Sequard. Immédiatement, il y eut chez le malade une amélioration très nette : mais le cas était tellement désespéré, et le traitement commencé si tardivement qu'on ne put prolonger la vie que de quelques jours seulement.

En 1894, MM. Teissier et Frenkel communiquaient à la Société des sciences médicales de Lyon le résultat de leurs recherches plus scientifiques sur l'effet des injections de néphrine chez les albuminuriques. Il s'agissait, dans cette note, de deux malades atteints l'un de «néphrite interstitielle typique avec œdème, accidents cardiaques, troubles généraux imputables à l'insuffisance urinaire»; — l'autre « d'albuminurie dyscrasique prémonitoire d'une évolution tuberculeuse ». Chez ces deux malades, on pratiqua deux injections de 2 °/° d'extrait de suc rénal dont la préparation nous fut confiée, puis de 4 °/° de la même liqueur. Chez ces deux malades, les résultats concordèrent : il n'y eut pas grand changement dans le taux de la sécrétion urinaire, mais une élévation nettement constatable du coefficient urotoxique : ce qui venait corroborer cette idée, qui fait la base la plus importante de notre travail, que l'administration de la néphrine a pour résultat de suppléer dans une certaine mesure la fonction glandulaire, qu'elle soit simplement pervertie ou plus ou moins diminuée, en détruisant ou en modifiant les principes toxiques des humeurs ; destruction ou modification que traduit précisément cette élévation de la toxicité urinaire, inversement proportionnelle à l'intensité des phénomènes urémiques ou préurémiques.

La littérature étrangère, que nous avons fouillée sur

ce point, ne nous a fourni que les observations de Donovan et de Chiperowitch.

Dans le cas de Donovan (1), il s'agissait d'un jeune homme atteint depuis dix mois d'une néphrite *a frigore*, et présentant des signes d'anasarque généralisée et d'une albuminurie persistante.

Il lui fut administré par voie stomacale de l'extrait de reins à la dose de 3 grains (15 centigr. par jour), et au bout de six semaines, l'anasarque avait complétement disparu, tandis que l'urine ne renfermait plus aucune trace d'albumine.

Chiperowitch (2) (de Saint-Péterbourg) a expérimenté avec grand succès la médication rénale dans trente-cinq cas de néphrites diverses et conclut en ces termes : « Comment agit la substance rénale? Son action est-elle simplement diurétique ? » M. Chiperowitch ne le pense pas, car le traitement, appliqué dans trois cas de néphrite interstitielle avec polyurie, a eu pour effet d'améliorer les malades en diminuant la quantité d'urine. Il se range donc à l'avis de M. Brown Séquard et attribue au rein, à côté de sa fonction urinaire banale, celle d'une sécrétion interne encore inconnue, mais indispensable à la vie. Par le traitement néphritique, on introduit artificiellement dans l'économie certains de ces produits que, sclérosé et devenu insuffisant, Il n'arrive plus à fournir ; une preuve de plus est donnée par la rapide guérison d'attaques d'urémie, obtenues après l'administration des substances rénales. (*Gazette des Botkines*, nᵒˢ 41 à 45, 1895.)

(1) Donavan. — *British Med. Journ.* Janvier 1897.
(2) Chiperowitch. — (*Bulletin médical* de 1896).

CHAPITRE II

PRÉPARATION DE LA NÉPHRINE OU EXTRAIT DE SUC RÉNAL.

Pour préparer la néphrine, on prend de préférence des reins de porc, et on les enferme de suite dans des bocaux stérilisés pour les transporter au laboratoire. Après les avoir décortiqués et découpés en rondelles minces on les fait macérer pendant vingt-quatre heures dans la glycérine chimiquement pure à 30°. On se sert d'un appareil à déplacement d'une forme particulière. La glycérine pure contient de 2 à 3 p. 100 d'eau ; elle est très hygroscopique et lorsque la macération est terminée, elle marque 20° Baumé, ce qui indique qu'elle a soutiré à la substance rénale 30 p. 100 de suc. Par suite, cet extrait glycérique a la composition centésimale suivante :

Glycérine anhydre	67
Eau de glycérine.	3
Suc rénal	30

En somme, elle contient la presque totalité des principes solubles renfermés dans 2/3 de son poids de substance rénale.

On l'étend d'eau distillée, additionnée de chlorure de sodium qui a la propriété de rendre les injections moins douloureuses, et on la laisse séjourner pendant deux heures dans le stérilisateur-filtre de d'Arsonval, sous une pression d'acide carbonique de 60 atmosphères; puis on filtre sous cette même pression à travers la bougie poreuse d'Arsonval, dont la pâte renferme de l'alumine, au lieu de kaolin, et dont les pores sont rendus de ce fait si microscopiques qu'ils ne laissent pas même passer le microbe de la septicémie de la souris, la plus petite des bactéries connues. Le liquide, préalablement coloré en rose, sort absolument incolore, limpide, d'une asepsie rigoureuse. On l'enferme de suite dans des tubes en verre que l'on scelle au chalumeau. Sa conservation, indéfinie au point de vue aseptique, est de deux à trois mois au point de vue thérapeutique ; cette action, en effet, paraît diminuer ou disparaître lorsque, sous l'influenc du temps, on voit un dépôt blanchâtre dans les tubes : donc pratiquement le liquide reste actif tant qu'il est parfaitement limpide, et on ne doit jamais l'injecter s'il a un léger dépôt.

On a émis l'hypothèse que le liquide non filtré à la bougie, seulement soumis à la pression de l'acide carbonique pouvait être plus actif : cette hypothèse n'a jamais été vérifiée d'une façon probante. Évidemment, en l'acceptant comme vraie, on simplifie beaucoup la préparation : mais on n'est pas aussi sûr d'éliminer par la seule pression de l'acide carbonique tous les microbes pathogènes que pourrait contenir l'organe employé, et cette incertitude nous paraît suffisante pour préférer la filtration à tout autre mode de préparation. Au point de vue pratique également, cette préparation offre plus de garanties. En effet,

nous avons dit plus haut que les liquides organiques perdaient leur action lorsqu'il se formait un léger dépôt blanchâtre (et d'autre part il prend la même teinte louche lorsqu'il n'est plus aseptique). Or le liquide non filtré est
toujours opalescent, même quand il vient d'être fabriqué :
donc l'examen de ce dernier ne peut jamais indiquer sa
date de fabrication et son asepsie, si faciles au contraire à
constater avec le liquide filtré qui doit être normalement
d'une transparence absolue.

Avant de stériliser la néphrine, on la dilue à des degrés
variables. Les deux titres les plus adoptés sont ceux au 1/10
et au 1/5, dans lesquels un centimètre cube de liquide
contient tous les principes solubles renfermés dans 0 gr. 10
ou 0 gr. 25 de substance rénale. Le liquide au 1/10, un peu
moins douloureux est souvent employé au début, ou chez
les femmes pusillanimes. La dilution au 1/5 est la véritable liqueur thérapeutique, et c'est elle que nous avons
employée dans toutes nos recherches.

CHAPITRE III

TOXICITÉ URINAIRE NORMALE

Travaux de Bouchard, Charrin, Roger, Mairet et Bosc, Guinard, etc. — Perfectionnements apportés par nous dans la technique et l'instrumentation. — Chiffres obtenus à l'aide de notre manuel opératoire.

Avant d'entreprendre nos recherches touchant l'influence des injections de néphrine sur la toxicité urinaire, il nous a paru utile de fixer avec précision ce que Bouchard appelle le coefficient urotoxique normal. Des bases semblables nous étaient nécessaires pour asseoir d'une façon certaine nos cas expérimentaux.

Dès longtemps, l'hypothèse de la toxicité urinaire s'était présentée à l'esprit des observateurs : mais ce n'est qu'avec les travaux du professeur Bouchard que la question est entrée dans une phase de certitude. D'hypothèse, cette conception s'est élevée au rang de vérité acquise, scientifiquement établie, au moins dans ses grandes lignes, encore que certains points touchant le mécanisme intime de son action, par exemple, restent environné d'une certaine obscurité.

Ségalas, Vauquelin, Frerichs, Claude Bernard, puis Felz et Ritter, Bocci, Schiffer étudient le pouvoir toxique des urines humaines ; mais ils n'arrivent pas à des résultats vraiment précis ; et de leurs recherches on n'a pas beaucoup retenu.

Partant de cette idée que l'organisme est « un grand laboratoire de poisons », le professeur Bouchard recherche le coefficient urotoxique normal, et trouve qu'un kilogramme d'homme, de santé vigoureuse, avec un régime alimentaire ordinaire, exécutant dans une journée un travail musculaire de moyenne intensité, élimine une quantité de poison capable de tuer 464 grammes de lapin.

En tenant compte de ces quatre éléments : poids de l'animal, — poids de l'homme en expérience, — quantité d'urine émise en vingt-quatre heures, — quantité d'urine injectée, Bouchard admet que le coefficient urotoxique, c'est-à-dire le « nombre d'urotoxies fabriquées en vingt-quatre heures par un kilogramme d'homme = 0, 464 ».

L'urotoxie est « la quantité de toxicité nécessaire pour tuer 1 kilogramme d'animal » (1).

En définitive le coefficient urotoxique d'un individu représente la quantité de matière vivante tuée par les toxines qu'excrète 1 kilogramme de son organisme et la formule qui permet de le calculer est la suivante :

$$x = \frac{o \times p}{v \times m}$$

Formule dans laquelle   x = coefficient urotoxique.
o = volume d'urines émises en 24 h. (en litres).
p = poids du lapin.
m = poids du sujet en expérience.
v = volume d'urines injectées (en litres).

Bouchard. — Leçons sur les auto-intoxications (1887).

La quantité Y d'urine nécessaire pour tuer un kilog. de matière vivante lapin est donnée par la formule $Y = \dfrac{v}{p}$.

Le manuel opératoire était simple : on injectait dans la veine marginale de l'oreille d'un lapin, avec une seringue analogue aux seringues à hydrocèle, une quantité d'urine variant entre 30 et 60 °/₀, volume nécessaire pour amener la mort de l'animal. La vitesse de l'injection, notons-le, n'est pas fixée par l'auteur.

Charrin qui a repris ces recherches est arrivé à des résultats identiques ; il les a consignés dans son récent ouvrage sur les poisons de l'urine.

Roger (1) modifia légèrement le manuel opératoire premier : son appareil se compose d'un cylindre gradué contenant 100ᶜᶜ d'urine ; ce réservoir communique à sa partie inférieure avec un tube de caoutchouc.

A la partie supérieure sont deux tubes, munis chacun d'un robinet à trois voies, dont l'un sert à faire pénétrer le liquide dans le réservoir, tandis que l'autre est mis en communication par l'intermédiaire d'un tube de caoutchouc avec une poire, analogue à celle qui accompagne les appareils de Richardson. Ce premier réservoir, avec ses deux tubes, est contenu dans un deuxième cylindre de verre, d'un volume supérieur dans lequel on verse un liquide à une température connue, ce qui permet de maintenir l'urine injectée à un degré thermique constant. La vitesse est de 6ᶜᶜ par seconde.

En 1891, Mairet et Bosc (2) emploient un manuel opératoire un peu différent de celui mis en pratique par Bou-

<hr>

(1) Roger. — *Presse-médicale*, 1895.

(2) Mairet et Bosc. — *Recherches sur la toxicité de l'urine normale et pathologique*, Paris, 1891.

JACQUET.　　　　　　　　　　　　　　　2

chard et par Roger. En voici la description : l'appareil consiste simplement en un flacon gradué à deux tubulures. L'une de ces tubulures est ouverte, l'autre est fermée par un bouchon percé d'un trou à travers lequel passe un tube de verre qui descend jusqu'au fond du flacon, ce tube se continue par une extrémité libre avec un tube de caoutchouc d'une longueur d'un mètre environ, terminé par une aiguille métallique très fine. Le flacon est placé dans un bain-marie, maintenu à une certaine hauteur, toujours la même, au-dessus de la table sur laquelle l'animal est fixé. Le tube en caoutchouc réunit le flacon à l'oreille de l'animal. L'appareil forme ainsi un siphon qui est amorcé en soufflant dans la tubulure libre.

Ces auteurs, comme ceux qui les ont précédés dans cette voie expérimentale, ont aussi usé du lapin ; ils ont recherché, en outre, le coefficient urotoxique d'après les résultats obtenus sur le chien. Nous retiendrons seulement, pour les comparer à celles que nous avons obtenues, les conclusions qu'ils ont tirées de leurs recherches sur le lapin.

En usant de la voie auriculaire, avec une vitesse d'écoulement de 4 cent. cubes à la minute, ils ont vu que l'urine normale tuait l'animal après injection de 100 cent. en moyenne. Comme le professeur Bouchard, ils ont constaté la production rapide du myosis ; mais jamais n'est apparue l'exophtalmie. La respiration de l'animal devenait rapidement lente et défectueuse ; les pulsations cardiaques étaient accélérées : il y avait hypothermie dans la majorité des cas.

Leurs conclusions (qui ont pour résultat de placer le coefficient urotoxique à un taux moins élevé que celui obtenu par les expérimentateurs précités), trouvent leurs différences dans le mode opératoire. Lorsqu'ils ont injecté l'urine avec une vitesse plus considérable, et lorsque la canule employée était d'un diamètre supérieur, la mort survenait après pénétration d'une dose égale à celle de Bouchard, ce qui met en lumière la nécessité d'une vitesse constante et invariable.

En 1893, Guinard (1) précise la technique expérimentale relative à la détermination du coefficient urotoxique. Les instruments employés par lui sont les suivants : il se sert d'une canule en verre, avec une ampoule terminale permettant, grâce à l'étranglement qui suit l'ampoule, de fixer la tunique veineuse au moyen d'une ligature. A l'extrémité de la canule est un cylindre de caoutchouc analogue à celui qui termine les compte-gouttes.

Dans ce cylindre, on introduit l'aiguille qui est fixée au tube de caoutchouc servant à y conduire l'urine depuis la burette à robinet qui la contient.

D'après l'auteur, la température de l'urine injectée, sa composition chimique (acidité ou alcalinité) ont une importance seconde ; ce dont il faut primordialement tenir compte, c'est de la vitesse suivant laquelle on fait pénétrer l'urine dans le système circulatoire de l'animal. Pour éviter les troubles par effraction cellulaire qui sont immanquables avec la vitesse fixée par Bouchard, Guinard conseille de prendre comme moyenne la pénétration de 1 °/' par 20 ou 25 secondes: ce chiffre est, de la moitié, inférieur à celui fixé par Royer.

Avec une vitesse lente, dit Guinard :

(1) Guinard de Lyon.— C.-R. *Soc. Biologie*. 13 mai 1893.

1° On évite les troubles pouvant se rattacher à l'arrivée trop brusque d'un liquide étranger dans le sang ;

2° On obtient l'imprégnation lente et graduelle de l'organisme ;

3° On amène le développement lent et progressif des symptômes toxiques permettant de les analyser un à un.

De plus, le même expérimentateur a usé, non de la voie auriculaire, mais de la veine jugulaire. En mettant l'animal dans le décubitus dorsal, il fait une incision longue de 2 à 3 centimètres qui part de l'angle de la mâchoire. En dénudant peu à peu et avec beaucoup de précaution les divers plans aponévrotiques, on arrive sur la veine jugulaire qui a d'ordinaire le volume d'une plume d'oie ; après avoir passé deux fils, dont l'un sert, s'il en est besoin, à lier le segment supérieur de la veine et l'autre à fixer la tunique veineuse, — on fait avec de petits ciseaux une petite ponction dans le vaisseau. Par l'ouverture ainsi pratiquée, on introduit la canule de verre que l'on fixe ensuite par une ligature.

Nous verrons plus loin de quelles objections cette méthode est passible.

Avec cinq essais faits avec trois urines différentes recueillies dans des conditions identiques, Guinard a obtenu un coefficient urotoxique inférieur à celui de Bouchard et de Mairet. D'après lui, la quantité d'urine normale nécessaire pour tuer un kilogr. de lapin oscille entre 122 et 144 °/°, soit en moyenne de 132 °/°.

Ainsi : 1° pour Bouchard, il faut injecter 45 °/° d'urine normale pour tuer 1 kilogramme d'animal. Résultats confirmés par les recheches de Charrin et de Roger ;

2° Pour Mairet et Bosc, 100 °/° sont nécessaires.

3° Pour nous, comme on le verra plus loin, 102 ou 123 ;

4° Pour Guinard, on doit employer 132 °/°, en moyenne.

Nous avons institué pour fixer le coefficient urotoxique normal, en écartant le plus grand nombre de causes d'erreur, des expériences qui nous ont donné des résultats concordants. Nous exposerons donc ici : l'instrumentation; — le choix de l'animal ; — le choix de la veine ; — les préliminaires; l'opération; — les phénomènes observés dans l'injection de la matière toxique.

1° *Instrumentation*. — L'appareil que nous avons choisi est d'une construction facile, d'un prix peu élevé et d'un fonctionnement essentiellement simple.

Il se compose essentiellement d'un tube en verre A, ayant 40 millimètres de diamètre intérieur et 50 centimètres de hauteur totale, soit environ 550 à 600 °/° de capacité. On colle sur toute sa longueur une petite bande de papier blanc de 2 centimètres de largeur qui permet d'inscrire la graduation que l'on fait de 10 en 10 °/°. On commence par marquer le chiffre 500 avec un trait horizontal, en bas, à l'endroit où le cylindre va devenir conique. On verse de l'eau jusqu'à ce trait 500 puis en faisant tomber dans le tube des quantités de 10 °/° à l'aide d'une pipette graduée, on marque 450, 480, etc. Au-dessus du zéro, il doit exister un vide de 50 à 60 °/° pour la place d'un bouchon.

Le tube est ouvert à l'extrémité supérieure. A l'extrémité inférieure, effilée en forme de burette de Mohr, s'adapte un long tube en caoutchouc assez épais et étroit

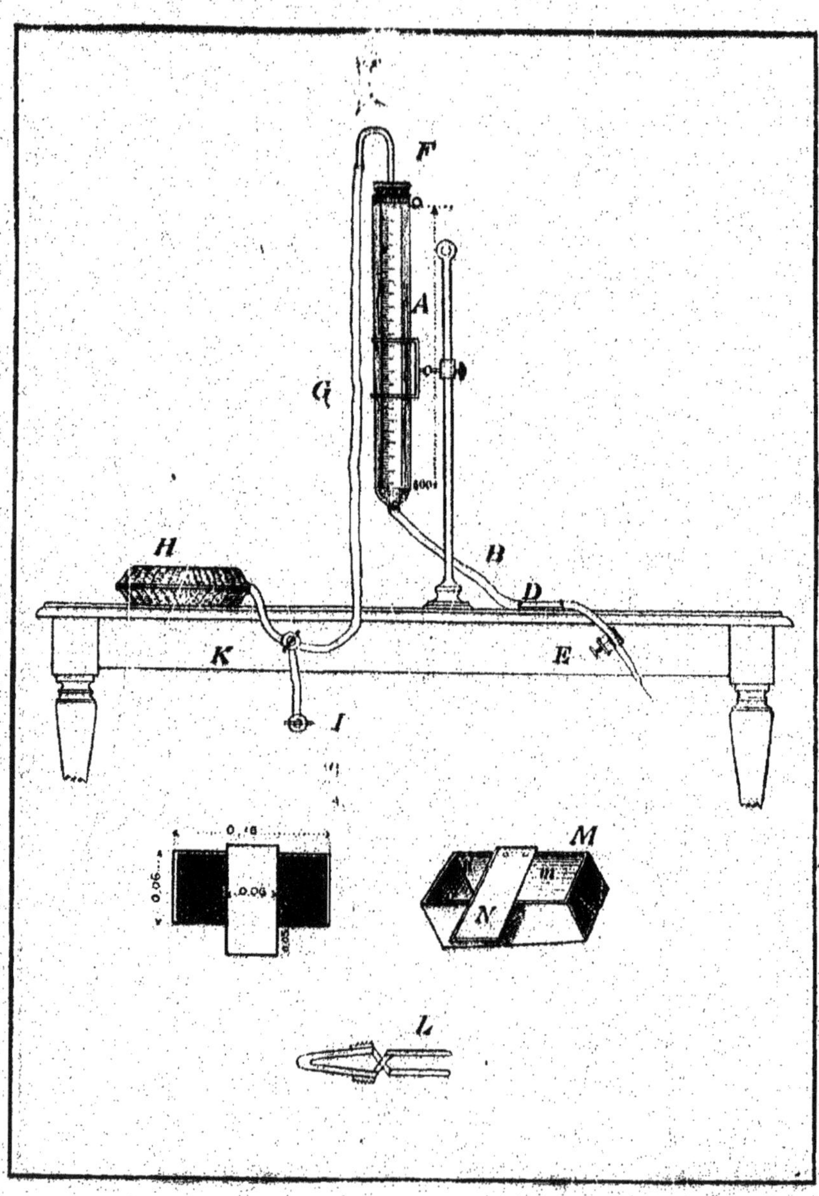

F
A
G
H
B
D
K
E
I
M
N
m
L
0.18
0.06
0.06
0.05

pour que l'ouverture métallique d'une aiguille de
Pravaz C s'y maintienne solidement tout en pouvant
avec faciliter s'enlever et se remettre quand l'aiguille
vient à se boucher. Il faut placer l'aiguille à même sur le
tube et non pas dans un embout métallique car ce dernier
ajutage qui paraît plus commode a le sérieux inconvé-
nient de lâcher souvent en pleine expérience. Un tube
ayant les dimensions suivantes convient parfaitement :
diamètre extérieur, 75 millimètres; diamètre intérieur
45 millimètres, longueur totale 150 centimètres. On sec-
tionne le tube de l'aiguille à 25 centimètres de son
extrémité, et on raccorde les deux morceaux avec un tube
en verre D de 10 centimètres environ qui permet de voir
s'écouler l'urine et les bulles d'air, s'il y en a.

Entre l'aiguille et l'index de verre, on place une pince
de Mohr, à vis E, qui permet, en aplatissant plus ou
moins le tube, de régler la vitesse d'écoulement ou de
l'arrêter tout à fait.

L'aiguille C doit être en platine iridié. Ce métal s'oppose
à ce qu'elle se bouche par oxydation et permet, si elle est
obstruée par un caillot sanguin, de la déboucher en la
chauffant au rouge blanc. Elle doit être fine ; le n° 18
convient très bien. Elle laisse écouler le liquide à l'air
libre avec une vitesse de 30°/° à la minute lorsque la pression n'est que celle produite par la colonne liquide du
tube A, soit environ 50°/° au-dessus de la table. Cette
vitesse se réduit d'une façon constante des 4/5, soit à
6°/° lorsqu'on opère sur la veine jugulaire par l'intermédiaire d'un tube de verre. Mais quand on opère, comme
nous le faisons, sur la veine auriculaire, elle se réduit au
contraire d'une façon très variable, suivant le pouvoir

vaso-constricteur du lapin. Elle oscille, d'ailleurs, non seulement selon l'animal, mais encore d'après le moment de l'expérience de 10^{cc} à 0 : aussi est-il indispensable de pouvoir faire varier facilement la pression du liquide pour régulariser la vitesse d'écoulement.

Pour ce faire, notre dispositif est simple : la burette A est formée par un bouchon de caoutchouc percé d'un orifice. Par l'intermédiaire d'un tube de verre F, puis d'un tube de caoutchouc G, elle communique avec un coussin en caoutchouc H que l'on gonfle par le tube I muni d'un robinet. Un autre robinet K à trois branches permet soit de mettre le coussin en communication avec le tube I pour le gonfler ou avec le tube G pour envoyer la pression en A, soit d'empêcher toute communication avec ces deux tubes. Il suffit de charger le poids de 1 à 20 kilos pour faire varier la pression de la burette A quand on voit, à l'aide de la montre à secondes, que la vitesse est inférieure à 6^{cc} par seconde. Avec certains lapins, il est non seulement inutile d'augmenter la pression, mais il faut au contraire la diminuer en abaissant la burette jusqu'au niveau de la table.

2° *Choix de l'animal.* — Nous avons usé, comme la plupart, du lapin ; c'est un animal d'un poids moyen, chez qui les réactions sont faciles à observer : en outre son prix minime permet d'en faire un instrument commun de laboratoire.

3° *Choix de la veine.* — Celle dans laquelle, sans conteste, la pénétration est la plus aisée, est la veine marginale, située sur le bord postérieur de l'oreille, plus apparente à la face dorsale qu'à la face ventrale. Elle a peu d'anastomoses avec ses voisines et suit un trajet à peu près rectiligne. Nous avons, dans quelques expériences, usé de la voie jugulaire : mais, outre que la veine est parfois difficile à dégager, qu'elle se vide rapidement de son contenu pour être bientôt réduite à une épaisseur minime, qu'on peut léser les troncs nerveux voisins, etc., le traumatisme opératoire qu'on fait subir à l'animal, l'étendue de la plaie, les réflexes qui peuvent prendre naissance par irritation des branches nerveuses nous ont fait rejeter ce mode opératoire et nous ont conduit à adopter constamment la veine auriculaire. Mêmes objections peuvent être soulevées pour le choix de la fémorale.

4° *Préliminaires*. — L'animal est pesé soigneusement avant l'expérience. Puis il est étendu sur la planche de Bouchard, en fixant le mieux possible les membres.

Les urines sont filtrées d'abord ; cette filtration est nécessaire : dans certaines urines, notamment celles de la femme, existent des matières étrangères en suspension, des flocons du mucus, qui gênent le libre écoulement des liquides et peuvent même obstruer plus ou moins complètement la canule. De plus, elles sont portées à la température de 37° ou de 38°. C'est la pratique de Mairet et Bosc ; ils ont unifié la température du liquide injecté et de l'animal en expérience, pour éviter les perturbations qui pourraient résulter de l'introduction d'une substance à un degré thermique inférieur. Cette coutume nous a semblé supérieure à celles de Bouchard, Charrin et Roger qui injectent l'urine à 16° ou 24° seulement.

Nous les employons sans y ajouter du bicarbonate de

soude, ou tout autre liquide destiné à les neutraliser : la composition chimique du milieu a une importance tout à fait secondaire (Mairet et Bosc-Guinard).

On a soin de gonfler d'air le ballon de caoutchouc avant de commencer l'expérience et, par le robinet à trois voies, on établit une communication entre ce même ballon et la burette. Il faut aussi expurger d'air le tube et l'aiguille qui servent à amener le liquide dans les veines de l'animal.

Désormais l'appareil est prêt à fonctionner.

5° *Manuel opératoire*. — Saisissant l'oreille du lapin de la main gauche, on coupe, avec la droite, à l'aide de ciseaux courbes, les poils follets, et même légèrement la peau qui recouvre la veine marginale postérieure, de façon à la dénuder, à peu près au milieu de l'oreille ; là, en effet, elle est déjà d'assez gros calibre, et si on ne réussit pas du premier coup à introduire l'aiguille, on a encore la possibilité de recommencer un peu plus bas, après avoir cautérisé la plaie précédente.

Puis on perce la veine avec l'aiguille. Si elle a bien pénétré dans le vaisseau, on la sent glisser librement et il sort une gouttelette de sang par la plaie. On enfonce la canule de 5 cent environ, si les sinuosités du vaisseau le permettent. Entre le pouce et l'index de la main gauche qui tenait l'oreille, on saisit à la fois l'aiguille et l'oreille, un peu au-dessous de la plaie d'introduction, de façon à empêcher le liquide de refluer en arrière. De la main droite, on dévisse la pince de Mohr, et si le liquide s'écoule librement par l'aiguille, on voit aussitôt la veine devenir turgescente, et le niveau du liquide baisser dans la burette A. Toujours de la main droite, on saisit la pince serre-fine L et on saisit entre ses mors à la fois l'oreille et l'aiguille que tenaient la main gauche; puis on place sous l'oreille la petite boîte en bois M. Dans celle-ci, comme l'indique notre planche annexée, le couvercle est cloué en travers de la boîte. Ce dispositif permet de placer l'oreille à plat sur la planchette N et avec une seconde pince-serre-fine (celle-là de préférence coudée), de saisir à la fois la planchette et l'oreille. Une des pinces immobilise l'oreille sur la caisse, l'autre fixe l'aiguille dans l'oreille. De la sorte les deux mains sont libres et l'opérateur peut régler l'écoulement, surveiller minutieusement les phases diverses de l'expérience.

Quant aux *phénomènes* qui résultent pour l'animal de l'introduction dans son système circulatoire de la substance toxique, ils sont à peu près identiques à ceux notés par Bouchard et les autres expérimentateurs. Au début de l'expérience, l'animal s'agite légèrement, mais il faut voir là seulement des mouvements de défense. Vers le 100e centimètre cube en général, il émet une quantité variable d'urine : ce fait est à retenir, car il nous a semblé à peu près invariable que, plus la substance injectée est toxique, moins l'excrétion urinaire est abondante. Et partant la mort est d'autant plus rapide que l'élimination a été moindre. Lorsque la limite toxique est atteinte, c'est-à-dire pour des urines normales, après pénétration de 100°/c par kilogramme d'animal en moyenne, le lapin est pris de mouvements convulsifs, toniques ou cloniques, dans le train antérieur et dans le train postérieur. Le myosis noté par Bouchard est plus variable. L'exophtalmie, au contraire, est assez commune. Pendant toute la durée de l'expérience, l'animal présente de la polypnée et de la tachycardie.

Nous avons eu soin, lorsque l'animal est mort de le peser à nouveau, afin d'obtenir le poids des matières excrétées ; ce procédé a été, avant nous, mis en pratique courante par Mairet et Bosc.

A l'autopsie, nous avons rencontré les mêmes lésions que celles décrites par les expérimentateurs précités : ce qui domine ce sont des coagulations nombreuses, thromboses et embolies, réparties dans tout le système vasculaire. Fréquemment existaient des caillots volumineux dans le cœur (ventricules et oreillettes), dans les veines caves, dans les jugulaires. Et il n'est pas admissible que nous ayons trouvé un genre de coagulation dit « *post mortem* » puisque nous pratiquions l'examen dès que la respiration s'éteignait définitivement chez l'animal.

A cette observation de caillots intra-cardiaques et veineux se rattache la question suivante, qui est à prendre en considération : ne peut-il se faire que la mort de l'animal soit due précisément à des coagulations qui entraîneraient l'arrêt, par inhibition peut-être, du moteur cardiaque, ou par embolie pulmonaire ?

La détermination de cette cause a préoccupé les expérimentateurs. Joffroy et Serveant (1), recherchant la toxicité des différents alcools éthylique, amyliques, etc., pour en étudier les effets sur l'organisme, eurent l'idée de mêler l'extrait aqueux de têtes de sangsues dans le liquide injecté. Ils faisaient macérer cette partie du corps de l'animal pendant cinq à six heures dans l'eau et mélan-

(1) Joffroy et Serveant. — *Arch. de méd. expériment.*, 1895, p. 1

geaient cet extrait à l'urine. De la sorte ils évaluaient ce facteur qui à la vérité peut jouer un certain rôle dans l'évaluation du coefficient urotoxique de tel ou tel liquide injecté.

Nous avons eu connaissance de ce travail mais dès le début de nos recherches il ne nous a pas semblé qu'il convenait d'adopter cette technique. — Nos résultats n'auraient pu de la sorte être comparés à ceux de nos devanciers, car, en ce qui concerne soit la recherche du coefficient urotoxique normal, soit la détermination de la valeur toxique d'urines pathologiques, les expérimentateurs ont injecté ce liquide en nature, sans adjonction d'aucune substance.

Nous avons entrepris quatre séries d'expériences :

1° avec de l'eau distillée ;

2° avec de l'eau ordinaire ;

3° avec l'urine d'individus très bien portants ayant une vie active ;

4° avec l'urine d'individus entrés dans les hôpitaux pour des maladies accidentelles sans action sur les reins, mais soumis au régime et à la vie hospitalière dans des conditions identiques à celles où se trouvent les malades atteints d'insuffisance urinaire dont nous avons pris les observations.

Tous les chiffres que nous donnons sont la moyenne de deux expériences faites l'une après l'autre sur des lapins de poids à peu près conformes. Quand deux expériences consécutives nous ont donné des résultats trop discordants nous avons pensé à un accident opératoire et avons fait une troisième expérience avec la même urine.

Toxicité de l'eau distillée

	Poids du lapin	Volume injecté	Volume nécessaire pour tuer 1 kil. lapin	Poids des produits excrétés
1re Expérience	2.000	0.220	0.110	0.005
2e —	2.200	0.220	0.109	0.005
3e —	1 800	0.255	0 142	0.005
4e —	1.750	0.239	0 137	0.010
5e —	1.900	0.237	0.125	0.010
Moyenne.			0.123	0.007

Toxicité de l'eau ordinaire

	Poids du lapin	Volume injecté	Volume nécessaire pour tuer 1 Kil. lapin	Poids des produits excrétés
1re Expérience	2.200	0.270	0.127	0.030
2e —	2.400	0.320	0.134	0.022
3e —	1.900	0.185	0.099	0.010
4e —	1.650	0.180	0.108	0.005
5e —	1.700	0.225	0 132	0.010
Moyenne.			0.120	0.025

Urines normales d'individus non hospitalisés

		ANALYSE PHYSIOLOGIQUE						ANALYSE CHIMIQUE										
	Poids du sujet	Volume émis en 24 heures 1.200 à 1.400	Poids du lapin	Volume injecté	Poids des produits excrétés	Volume nécessaire pour tuer 1 kil. de lapin	Coefficient urotoxique de Bouchard	Densité : 1022	Acidité par litre en SO_4H_2 $1^{gr} = 1,56$	Urée en 24 heures 26,50	Acide urique en 24 heures 0,50 à 0,60	Rapport de l'acide urique à l'urée 1/40	Créatinine, 1 gr.	Chlore en 24 heures en NaCl 10 à 12	Phosphates en 24 heures en P^2O^5 3,90	Rapport du P^2O^5 à l'urée ou coefficient de Zuelzer 1/8	Azote de l'urée seule	Azote total	Coefficient de Robin 0,87 à 0,90
1. A. C., 16 ans, apprêteur	56	2.250	1.800	0 250	0.50	0.138	0.289	1018	1.45	37 60	0.97	1/38	1.19	13.7	3.70	1/10	31	36	0.86
2. G. L., 20 ans, cordonnier	61	1.903	1.420	0.100	0.05	0.070	0.508	1020	1.50	32.14	0.82	1/39	0.90	12.5	3.50	1/9	31	33	0.92
3. C. P., 34 ans, employé de commerce	82	2.000	1.750	0.180	0.20	0.103	0 236	1029	1.60	31.18	0.84	1/37	0.92	10.5	3.90	1/8	33	39	0.85
4. L. C., 45 ans, manœuvre	72	2.000	1.530	0.160	0.20	0.104	0.352	1022	1.80	32.50	0.80	1/40	1.13	14.0	3.60	1/7	30	35	0.96
5. S. M., 52 ans, manœuvre	72	1 800	1.750	0.170	0.05	0 096	0.257	1025	1.85	36.00	0.92	1/39	1.21	12.6	4 50	1/8	37	43	0.86
Moyenne		2.000			0.20	0.102	0.368	1020	1.63	34.00	0.87	1/39	1.05	12.6	4 00	1/8,5			0.88

Urines normales d'individus hospitalisés

		ANALYSE PHYSIOLOGIQUE						ANALYSE CHIMIQUE											
	Poids du sujet	Volume émis en 24 heures 1.200 à 1.400	Poids du lapin	Volume injecté	Poids des produits excrétés	Volume nécessaire pour tuer 1 kil. lapin	Coefficient urotoxique de Bouchard	Densité : 1.022	Acidité par litre en SO^4H^2 21 1/2 N = 1.86	Urée en 24 heures : 20.50	Acide urique en 24 heures 0.50 à 0.60	Rapport de l'acide urique à l'urée 1/46	Créatinine : 12	Chlorures en 24 heures (en NaCl) 10 à 12	Phosphates en 24 heures (en P^2O^5) 3.20	Rapport du P^2O^5 à l'urée ou coefficient de Zuelzer : 1/8	Azote de l'urée seule	Azote total	Coefficient de Robin 0.87 à 0.90
1. A. C., 16 ans, apprêteur, chancre mou.	56	1.300	2.070	0.200	0.60	0.120	0.185	1022	1.60	25	0.67	1/37	6.96	14.7	3.10	1/8	35	41.»	0.85
2. M. J., 31 ans, manœuvre, gale - -	61	2.200	1.850	0.365	0.105	0.165	0.185	1018	1.85	32	0.82	1/39	1.27	12.6	4.55	1/7	27	31.5	0.85
3. R. L.. 26 a., garç. d'hôtel, chancre mou	63	1.800	1.700	6.180	0.45	0.106	0.269	1019	1.60	29	0.76	1/38	1.16	16.3	4.15	1/7	28	32.5	0.87
4. T. V., 25 ans, teinturier, chancre mou.	67	1.900	1.470	0.190	0.20	0.129	0.219	1020	1.52	28	0.75	1/37	1.19	10.7	4.»	1/7	27	32.5	0.83
5. R. C., 35 ans, charretier, entorse du pied	70	1.500	1.600	0.150	0.30	0.95	0.228	1021	1.67	32	0.85	1/38	0.90	11.»	5.35	1/6	39	43.5	0.90
		1.740			0.52	0.123	0.217	1020	1.61	29	0.77	1/38	1.10	12.65	4.20	1/7			0.86

En résumé avec l'instrumentation et le manuel opératoire dont nous avons fait usage nous avons trouvé que :

1° Le coefficient urotoxique normal peut être fixé à 0,308 pour les sujets ayant une vie normale et 0,217 pour les sujets hospitalisés ;

2° Les injections d'eau provoquent chez les lapins des phénomènes qui ne sauraient être complètement identifiés à ceux que produit l'urine humaine, puisqu'elles sont moins toxiques que l'urine normale non hospitalière et moins diurétiques à toxicité égale que les urines normales hospitalières.

JACQUET.

CHAPITRE IV

Toxicité urinaire dans l'insuffisance rénale. — Travaux de Teissier et Roque, Dieulafoy, Jeanton, Chatin, Dumarest. — Recherches personnelles.

La question de la toxicité urinaire dans l'insuffisance rénale est à l'étude depuis quelques années. *A priori* dans une affection où l'insuffisance rénale s'établit d'une façon plus ou moins complète, l'urine devait posséder une valeur toxique inférieure à la normale. Ce qui venait immédiatement corroborer cette manière de voir, c'est que la saignée qui soustrait au sérum sanguin une partie de ses principes toxiques peut améliorer l'état des brightiques et diminuer l'urémie.

En 1886 Dieulafoy (1) exprime cette idée dans les termes suivants : « Les urines des malades atteints des petits accidents de brightisme, alors même que les urines ne sont nullement albumineuses, alors que cliniquement elles sont comparables à des urines saines, ont néanmoins perdu une partie de leur toxicité. »

En 1888 Jeanton (1), dans sa thèse inaugurale étudie

(1) Dieulafoy. — Société médicale des hôpit. de Paris, 11 juin 1886.
(2) Jeanton, th. Paris 1888.

la question dans trois cas de maladie de Bright sans albuminurie et use du procédé de Bouchard. Au lieu de 45 °/° par kilo de lapin, dose toxique normale indiquée par ce dernier. Jeanton, n'obtient la mort de ses lapins qu'avec 80 °/° dans le premier cas, 130 et 96 dans les deux autres.

La même année MM. Teissier et Roque (1) communiquent à l'Académie des sciences les résultats de leurs recherches sur la question. Leur important travail comprend vingt et une observations de néphrites aiguës, suraiguës, chroniques. Dans ces dernières la toxicité est toujours très abaissée : 0,193 — 0,144 — 0,123 au lieu de 0,464 car ils se servent du procédé de Bouchard. Au contraire, dans les néphrites aiguës ou subaiguës, le degré de toxicité est supérieur à la normale : 0,558 — 0,677 — 1,422 et ils arrivent à cette conclusion :

La recherche de la toxicité est un signe de première valeur pour le pronostic d'une albuminurie, le seul même qui puisse renseigner sur la nature du mal et son évolution future. Ces auteurs constatent, comme Bouchard, Dieulafoy, Jeanton, que la toxicité normale est le criterium du bon état des reins, mais les premiers ils reconnaissent que les néphrites loin de toujours s'accompagner d'hypotoxie urinaire se révèlent souvent, au contraire, par une hypertoxie très marquée, et constatent que l'hypotoxie est la caractéristique de toute néphrite chronique. Ils s'abstiennent de toute hypothèse pour expliquer comment les accidents urémiques existent dans les deux cas, alors que dans l'hypothèse de Bouchard, toute urémie est due

____

(1) Teissier et Roque. — *Comptes rendus Acad. des sciences*, juillet 1888.

à de l'hypertoxicité sanguine corrolative à l'hypoxicité urinaire.

En 1894, M. Chatin (1) recherchant les coefficients de toxicité et d'oxydation dans la chlorose, est amené à s'occuper de la question, mais ses résultats ne sauraient être consignés ici, car la maladie rénale s'ajoute à une affection d'ordre général, la chlorose, qui vicie les humeurs par elle seule déjà.

Tout récemment M. Dumarest (2) dans sa thèse sur la toxicité du sérum sanguin, s'occupe de sérotoxie et d'urotoxie dans les néphrites aiguës et chroniques et il constate que ces deux formes ont des toxicités inverses. Dans la néphrite aiguë, sérum hypotoxique, urine hypertoxique. Dans la néphrite chronique, sérum hypertoxique, urine hypotoxique, résultats qui concordent avec ceux de MM. Teissier et Roque. M. Dumares, cherchant à expliquer par quel mécanisme il y a intoxication urémique dans les deux cas, émet une ingénieuse hypothèse sur la toxicité du sérum. Le sang, dit-il, a une toxicité propre, normale, égale à environ 17 c/c par kilo de lapin. Si dans la néphrite aiguë elle est diminuée, c'est par l'action neutralisante de toxines nombreuses qui sont le facteur des troubles pathologiques accompagnant les néphrites infectieuses aiguës, et si dans la néphrite chronique elle est augmentée, c'est par un mécanisme différent, la rétention dans le sang des déchets minéraux (sels de potasse, etc.) qui ne sont plus éliminés par un rein insuffisant.

(1) Chatin. — *Du chloro-brightisme*. Lyon 1894.
(2) Dumarest.

Dans ce chapitre nous tenons à mentionner nos remarques relatives à la diurèse que produisent sur les lapins les injections d'urine hypotoxique. D'abord cette diurèse est infiniment plus considérable (175 °/°) qu'avec l'eau (25 °/°) et qu'avec l'urine normale (20 °/°), probablement parce que l'urine néphrétique pénétrant en plus grande quantité dans la circulation du lapin en vertu de sa moindre toxicité, la pression sanguine et la filtration rénale augmentent. Ce qui prouve du reste que la diurèse est dans une certaine limite fonction du volume injecté c'est que telle urine normale produisant par exemple une diurèse de 25 °/° lorsqu'on l'injecte à une vitesse de 5 °/° permettant l'introduction de 100 °/° ne s'accompagne presque d'aucune émission d'urine lorsqu'en se rapprochant de la vitesse d'injection de Bouchard on obtient la mort de l'animal avec 45 à 60 °/° seulement d'urine.

Nous avons la preuve que cette diurèse est infiniment plus encore fonction de l'animal en expérience. Le tableau ci-joint nous montre en effet qu'avec la même vitesse d'écoulement et la même urine on peut avoir suivant les lapins des différences de diurèse de 100 et même 180 °/° et qu'il n'y a ni rapport direct ni rapport constant entre la diurèse produite et la toxicité urinaire.

L'absence de rapport direct nous indique que le poison introduit par l'injection ne s'élimine pas beaucoup par l'urine, fait déjà démontré par Guinard en comparant la toxicité des urines injectées et des urines émises.

Mais si la diurèse ne change pas beaucoup les quantités de poison introduites dans la circulation du lapin elle fait varier tout au moins la pression et la dilution du sang. Or avec les urines très peu toxiques, permettant l'introduction de plusieurs centaines de centimètres cubes d'urine, il est certain que la mort est fonction de ces deux facteurs et par suite que les différences de diurèse inhérentes aux animaux employés sont des causes d'erreur dans la recherche du coefficient urotoxique.

Poids du sujet	Volume émis en 24 heures	Poids du lapin	Volume injecté	Volume nécessaire pour tuer 1 kil. lapin	Poids des produits excrétés	Différence de diurèse
56 k.	2,250	1.800	0.250	0.138	0.050	0.100cc
		2.370	0.410	0.175	0.150	
56	1.300	2.070	0.260	0.120	0.060	0.075
		2.100	0.275	0.130	0.135	
61	2.200	1.850	0.395	0.213	0.165	0.005
		1.750	0.400	0.234	0.070	
47	1.600	2.400	0.405	0.192	0.135	0.085
		2.000	0.375	0.187	0.050	
72	3.200	2.200	1.000	0.454	0.150	0.180
		2.100	0.800	0.380	0.330	

CHAPITRE V

Au début de ce chapitre, nous croyons utile d'indiquer succinctement quels sont les procédés analytiques employés par nous pour le dosage des divers éléments de l'urine.

1° *Acidité*. — Nous opérons en présence de la phtaléine du phénol avec une solution déci-normale de soude et exprimons nos résultats en acide sulfurique sachant que 1 °/° $\frac{N}{10} = 0,008$ SO^4H^2 par litre lorsqu'on opère sur 50 °/° d'urine.

2° L'*urée* a été dosée au moyen de l'hypobromite de soude et de l'uro-azotimètre de Gautrelet-Viellard sur l'urine préalablement déféquée de la façon suivante : à 50 °/° d'urine on ajoute 1 °/° de lessive de soude et 9 °/° d'un mélange à parties égales de solutions de chlorure de zinc au $1/5$ et de chlorure de Baryum au $1/5$. Dans ces conditions urates et créatinine sont précipités.

3° *Acide urique*. — Nous nous sommes servi du procédé Arthaud et Butte tel qu'il est indiqué dans l'ouvrage d'Yvon. Précipitation à l'état d'urate cuivreux à l'aide de la solution titrée suivante :

Sulfate de cuivre. 1.481
Hyposulfite de soude. 20
Sel de seignette 40
H²O q. s. p. 500

Un centimètre cube de cette liqueur précipite deux milligrammes d'acide urique et ne touche pas aux phosphates si on opère en solution acétique. La fin de la réaction est indiquée par le procédé de la touche avec une solution témoin de :

Ferricyanure de potassium 2
HCl 10
H²O q. s. p. 1000

Créatinine. — Le sous-acétate de plomb ajouté à l'urine en précipite l'acide urique sans toucher à la créatinine. Dès lors, si après avoir déféqué l'urine par ce réactif on la traite par l'hypobromite on obtient l'azote de l'urée plus celui de la créatine et, par soustraction, de la créatine seule puisque l'on a déjà dosé l'urée préalablement.

Phosphates. — Le dosage de l'acide phosphorique a été effectué par le procédé de Neubauer et Vogel : Précipitation à chaud à l'aide d'une liqueur titrée d'urane en présence d'une solution acétique d'acétate de sodium.

Pour le *chlore* nous avons employé la méthode de Denigès dont voici le manuel opératoire. On prend 40 c/c d'urine que l'on introduit dans un ballon et que l'on additionne de 0 gr. 50 de permanganate de potasse et de deux à trois gouttes d'acide sulfurique pur ; le tout est porté à l'ébullition jusqu'à décoloration de la liqueur, puis l'excès d'acide est éliminé au moyen du carbonate de chaux chimiquement pur. Le terme de la saturation est indiqué par la cessation de l'effervescence ; on ajoute un peu d'eau distillée et on jette sur un filtre de manière à compléter avec les eaux de lavage un volume de 100 c/c sur lequel on opère ensuite le titrage du chlore. Le traitement par le permanganate de potasse a pour but de détruire par oxydation la matière organique normalement contenue dans l'urine

— 43 —

et qui fausserait les résultats en précipitant elle-même le
nitrate d'argent.

Dans ces 100 °/° d'urine diluée on ajoute une petite quantité
de chromate jaune de potasse, puis goutte à goutte une solution
titrée de nitrate d'argent à 2 gr. 075 p. 1000 dont 1 °/° corres-
pond à 1 centigr. de chlorure de sodium et 0,006065 de chlore.
La fin de l'opération est indiquée par l'apparition d'un précipité
rouge persistant de chromate d'argent.

L'albumine a été coagulée par la chaleur et pesée après
dessication à l'étuve.

Le coefficient d'oxydation de A. Robin, appelé encore
par le professeur Huguet coefficient d'utilisation de la machine
humaine, par Bayrac rapport azoturique et en dernier lieu par
A. Robin lui-même, coefficient d'utilisation azotée, est le rapport entre l'azote total et l'azote de l'urée. Comme nous connais-
sions déjà l'azote uréique il nous a suffi de doser l'azote total
et d'abord de transformer tous les produits azotés, urée,
acide urique, créatinine, produits xanthiques et ammoniacaux,
albumine, etc., en sulfate d'ammoniaque.

Nous nous sommes servis de la méthode de Kjeldahl modifiée
par M. le professeur Denigès de Bordeaux qui a bien voulu
nous donner des instructions particulières à ce sujet et que
nous tenons à remercier vivement. Dans un ballon à fond
rond d'une capacité de 375 °/° environ nous introduisons successivement :

10 °/° Urine.
5 °/° Acide sulfurique pur.
10 °/° Solution d'oxalate neutre de potasse à 30 p. 100.

On chauffe directement sur un bec Bunsen jusqu'à décoloration complète, ce qui dure de quinze à quarante-cinq
minutes. On empêche la distillation de l'acide en plaçant un
petit entonnoir sur le ballon lorsqu'on voit apparaître des
fumées blanches. A ce liquide décoloré mais encore tiède on
ajoute deux gouttes de phtaléine puis on neutralise par de la
lessive de soude et on complète un volume exact de 140 °/°.

Dans ces conditions 33 °/° correspondent exactement à 2 °/° 5 de l'urine primitive à un degré de dilution suffisant pour empêcher la cristallisation du sulfate de soude produit. Ce liquide est alors prêt à être décomposé par l'hypobromite.

Dans la recherche du coefficient d'oxydation il serait bon d'éliminer la cause d'erreur due à la présence de l'albumine, car il est évident que l'albumine n'est pas un produit azoté normal de l'urine et ne provient pas du processus d'assimilation et d'oxydation des substances visées par Robin. Il faudrait doser chaque fois l'azote de l'albumine seule préalablement séparée puis oxydée car la formule atomique de l'albumine n'est pas connue, les albumines de l'urine sont diverses et tous les réactifs qui séparent l'albumine modifient en même temps l'état d'oxydation des autres éléments azotés. Après l'avoir fait, nous avons constaté que l'albumine d'une urine en contenant 2 grammes par litre ne dégage que 1 °/° 24 d'azote lorsqu'on opère par le procédé de Gautrelet sur 5 °/° d'urine et que l'erreur provenant de la présence d'albumine est insignifiante pour toute urine en contenant moins de 1 gramme par litre, dose que nous n'avons atteint dans aucune de nos observations.

Nous avons classé nos observations en deux catégories : d'abord une série de huit observations originales accompagnées d'analyses physiologiques et chimiques, puis nous en avons reproduit quelques autres purement cliniques qui ont été déjà communiquées antérieurement à des sociétés savantes.

Dans la première catégorie, nous publions d'abord les deux observations primitives qui ont servi à MM. Teissier et Frenkel pour établir l'action physiologique des injections d'extrait de reins sur le taux de la toxicité urinaire. Nous en extrayons le résumé de leur mémoire encore inédit mais qui doit être incessamment publié.

Ces deux observations sont d'autant plus intéressantes et leur résultat d'autant plus important que recueillies en dehors de toute idée théorique préconçue, les malades mis préalablement à la ration d'entretien, et tous les éléments ou procédés d'analyse scientifique du bilan nutritif ayant été recherchés, elles ont presque la valeur d'une expérience de laboratoire.

OBSERVATION I

due à l'obligeance de M. le professeur TEISSIER.

Néphrite interstitielle commune. — Polyurie et Pollakiurie. — Anémie marquée avec œdème des membres inférieurs. — Bruit de galop présystolique avec élévation de la pression artérielle. — Tendance à l'asystolie brightique puis relèvement de la pression et du taux de la sécrétion urinaire. — Phénomènes d'intoxication : troubles de la vue; névrite périphérique (sciatique poplité externe). — Toxicité urinaire basse — Injections sous-cutanées d'extrait de rein. — Relèvement de la toxicité urinaire. — Grande amélioration de l'état général. — Après trois ans absence de rechute; conservation d'une santé relativement bonne.

Claudine B..., cinquante-quatre ans. Revendeuse, entrée à l'Hôtel-Dieu dans le service de M. le professeur Teissier salle 3ᵉ femmes 42, le 6 janvier 1894.

Après avoir joui d'une excellente santé jusqu'à l'âge de cinquante ans, Claudine B..., mère de quatre enfants et entachée d'aucun antécédent héréditaire ou personnel si ce n'est quelques métrorrhagies un peu abondantes au moment de la ménopause, sollicite son admission à l'Hôtel-Dieu.

Elle souffre, dit-elle, depuis deux mois seulement de douleurs vagues dans les membres et accuse surtout de la faiblesse générale et des maux de tête rebelles. De temps en temps elle éprouve des vomissements.

Elle incrimine son métier de revendeuse qui l'oblige à se lever de grand matin et, par tous les temps d'aller vendre des légumes au marché.

Elle constate depuis un mois seulement de l'œdème des membres inférieurs. Au début elle a eu de la polyurie et des envies fréquentes d'uriner. Depuis quelques jours toutefois elle accuse une diminution considérable de la sécrétion urinaire; celle-ci contient une grosse proportion d'albumine. Le cœur se contracte encore avec suffisamment d'énergie et la pression paraît toujours assez élevée. Il existe un galop présystolique net. Sous l'influence du repos, du régime lacté, de quelques préparations de quinine et de tannin et enfin d'antipyrine administrée régulièrement pour calmer les douleurs des membres, l'état général se relève un peu ainsi que la pression artérielle.

Un mois après, mars 1894, la malade qui se plaignait déjà de douleurs périphériques pénibles présente des signes certains d'une névrite du sciatique poplité externe en même temps que d'autres phénomènes d'auto-intoxication, troubles de la vue, céphalée. A ce moment la toxicité urinaire est basse.

On décide alors d'essayer sur cette malade l'usage des injections sous-cutanées de néphrine; pour bien se rendre compte des effets consécutifs, on commence par évaluer trois jours de suite la toxicité urirnaire. La malade étant privée de toute alimentation solide est mise à une alimentation lactée fixe. Le traitement fait régulièrement cinq jours de suite, du 9 au 14 mars, accuse une augmentation d'au moins un 1/5 de la toxicité urinaire totale comme l'indique le tableau ci-contre. Nous donnons aussi le tracé de la température prise systématiquement les jours qui ont précédé, accompagné ou suivi ces expériences.

	Date de l'expérience	Poids du sujet	ANALYSE PHYSIOLOGIQUE				ANALYSE CHIMIQUE				
			Volume en 24 heures	Poids du lapin	Volume injecté	Coefficient de Bouchard	Densité	Urée en 24 heures	Chlorures en 24 heures	Phosphates en 24 heures	Albumine
Avant le traitement	7 mars	17k5	2.800	1.620	0.350	0.136	1005	14	11.37	0.53	0.40
	8 —	»	2.550	1.400	0.285	0.264	1007	19 12	13.31	0.32	0.40
	9 —	»	2.250	1.820	0.400	0.216	1008	18	13.05	0.28	0.30
Moyenne						0.205					
Pendant le traitement — Injection de 1 °/₀ . . .	10 mars	»	2 050	1.400	0.280	0.216	1008	16.40	11.89	0.96	0.30
— 2 . . .	11 —	»	2.600	1.380	0.235	0.368	1007	18.20	13.57	1.24	0.40
— 2 . . .	12 —	»	2.600	1.380	0.330	0.227	1007	18.20	15.08	0.64	0.25
— 1 . . .	13 —	»	2 200	1.470	0.310	0.218	1008	17.60	10.20	1.05	0.40
— 1 . . .	14 —	»	2.300	0.950	0.200	0.230	1007	18.40	12	0 44	0.40
Moyenne						0.252					

Chaleur
R . C.
39,0
30,8 38,5
30,4 38,0
30,0 37,5
29,6 37,0
29,2 36,5
28,8 36,0
28,4 35,5
7 8 9 10 11 12 13 14 15 16 17
TRAITEMENT SÉQUARDIEN

Les résultats cliniques ont confirmé pleinement ces données expérimentales. L'amélioration passagère d'abord s'est rapidement accusée avec la continuation des injections, de sorte que le 24 mars il n'existait plus que des traces d'albumine dans l'urine et que le 10 juin suivant la malade pouvait réclamer son exeat dans un état de santé fort satisfaisant.

Mais le 18 juin, la malade ayant cru pouvoir impunément reprendre ses occupations d'autrefois, une légère poussée se produisit du côté du rein et l'albumine reparut de nouveau avec un peu d'œdème des membres inférieurs.

Sous l'influence du repos et de l'alimentation lactée, le mieux se produisit bien vite et depuis lors aucun accident de ce genre ne se reproduisit.

Il nous a été donné, en effet, de revoir la malade il y a deux mois à peine, en avril 1897, c'est-à-dire plus de trois ans après le début de sa maladie. Son état général persiste très suffisamment bon et n'était le léger galop présystolique que l'on perçoit et qui atteste, avec une augmentation de la pression artérielle, une légère tare de la circulation générale et empêche de considérer cette femme comme à l'abri de nouvelles rechutes, elle jouirait de l'intégrité parfaite de sa santé.

(Voir le tableau ci-contre)

<table>
<tr><th rowspan="2"></th><th rowspan="2"></th><th rowspan="2">Date de l'expérience</th><th rowspan="2">Poids du sujet</th><th colspan="4">ANALYSE PHYSIOLOGIQUE</th><th colspan="5">ANALYSE CHIMIQUE</th></tr>
<tr><th>Volume en 24 heures</th><th>Poids du lapin</th><th>Volume injecté</th><th>Coefficient de Bouchard</th><th>Densité</th><th>Urée en 24 heures</th><th>Chlorures en 24 heures</th><th>Phosphates en 24 heures</th><th>Albumine</th></tr>
<tr><td rowspan="3">Avant le traitement</td><td></td><td>7 mars</td><td>47.5</td><td>2.800</td><td>1.620</td><td>0.330</td><td>0.136</td><td>1005</td><td>14. »</td><td>11.37</td><td>0.53</td><td>0.50</td></tr>
<tr><td></td><td>8 —</td><td>»</td><td>2.550</td><td>1.400</td><td>0.285</td><td>0.264</td><td>1007</td><td>19 12</td><td>13.31</td><td>0.32</td><td>0.50</td></tr>
<tr><td></td><td>9 —</td><td>»</td><td>2.250</td><td>1.820</td><td>0.500</td><td>0.216</td><td>1008</td><td>18. »</td><td>13.05</td><td>0.28</td><td>0.30</td></tr>
<tr><td></td><td>Moyenne . . .</td><td></td><td></td><td></td><td></td><td></td><td>0.205</td><td></td><td></td><td></td><td></td><td></td></tr>
<tr><td rowspan="6">Pendant le traitement</td><td>Injection de 1 c/c .</td><td>10 —</td><td>»</td><td>2.050</td><td>1.400</td><td>0.280</td><td>0.216</td><td>1008</td><td>16.50</td><td>11 89</td><td>0.96</td><td>0.30</td></tr>
<tr><td>— 2 c/c .</td><td>11 —</td><td>»</td><td>2.600</td><td>1.580</td><td>0 235</td><td>0.368</td><td>1007</td><td>18.20</td><td>13.57</td><td>1.25</td><td>0 50</td></tr>
<tr><td>— 2 c/c .</td><td>12 —</td><td>»</td><td>2.600</td><td>1 380</td><td>0.330</td><td>0.227</td><td>1007</td><td>18 20</td><td>15.68</td><td>0.64</td><td>0.25</td></tr>
<tr><td>— 4 c/c .</td><td>13 —</td><td>»</td><td>2.200</td><td>1.470</td><td>0.310</td><td>0.218</td><td>1008</td><td>17.60</td><td>10 20</td><td>1.05</td><td>0.50</td></tr>
<tr><td>— 4 c/c .</td><td>14 —</td><td>»</td><td>2.300</td><td>0.950</td><td>0 500</td><td>0.230</td><td>1007</td><td>18.50</td><td>12. »</td><td>0 54</td><td>0.50</td></tr>
<tr><td>Moyenne . . .</td><td></td><td></td><td></td><td></td><td></td><td>0.252</td><td></td><td></td><td></td><td></td><td></td></tr>
</table>

Observation II

(Due à l'obligeance de M. le professeur Teissier)

Néphrite puerpérale avec anasarque et albuminurie intense il y a deux ans; grande amélioration par le régime lacté. — Depuis, albuminurie intermittente (albuminurie résiduale) avec poussées aiguës fébriles. — Congestion des sommets. — Hypertoxicité des urines. — Injections de liquide rénal. — Augmentation de la toxicité urinaire. — Évolution relativement rapide de la tuberculose pulmonaire. — Mort par cachexie quelques mois plus tard.

Marie M..., trente-six ans, ménagère, entre à l'Hôtel-Dieu, salle des 3ᵐᵉˢ Femmes, service de M. le professeur Teissier, le 25 février 1894. Sa mère est morte diabétique. Elle a eu un rhumatisme articulaire aigu à vingt-huit ans. Treize accouchements mais seulement cinq enfants vivants. Pneumonie à trente-un an. Il y a dix-huit mois, à la suite d'un accouchement normal, survint, accompagné de syndromes généraux graves, une anasarque généralisée avec urines rares, épaisses et très albumineuses.

Mise au régime lacté, la malade s'améliora mais ne guérit pas entièrement; elle fut soignée dans le service où elle resta plusieurs semaines. Quand son affection fut passée à l'état chronique et qu'elle ne présentait plus que des traces d'albumine, on lui administra des sels de strontium. L'albumine disparut momentanément mais reparut par intervalles. Elle sortit toutefois très améliorée.

Il y a quelques semaines retour d'une forte proportion d'albumine; son médecin la remet au régime lacté. Elle a d'ailleurs remarqué que ce régime était le seul qui lui procurât une santé relative : dès qu'elle le quitte, l'albumine reparaît et elle présente de la fièvre. Depuis quelque temps affaiblissement et amaigrissement progressifs, céphalée continuelle; sensation de prostration, insomnie. En même temps elle se met à tousser, expectoration de crachats sans caractères bien spéciaux. Ni hémoptysies, ni sueurs.

A l'examen (26 février 1894) état général défectueux ; température oscillant entre 38° et 39°.

Les urines, très claires, abondantes, renferment seulement des traces d'albumine. Pollakiurie assez marquée. Pas d'œdème, pas de troubles digestifs.

Au poumon : au sommet gauche en arrière submatité, exagération des vibrations avec diminution du murmure vésiculaire ; craquements secs à la fin de l'inspiration.

Rien au cœur : pression artérielle en apparence normale, mais toxicité urinaire assez élevée.

Cette malade comme la précédente ayant été mise à la ration d'entretien et sa toxicité urinaire ayant été recherchée deux jours consécutifs, on lui fait des injections d'extrait de reins pendant cinq jours. Les résultats expérimentaux relatés dans le tableau ci-après nous font voir que la toxicité urinaire a sensiblement augmenté sous l'influence du traitement.

La température comme l'indique son tracé, n'a pas subi de modification sensible.

Cette recherche ayant eu pour but de se rendre compte des effets de l'extrait rénal sur les modifications de la sécrétion urinaire, les injections ne sont pas continuées. Du reste l'état pulmonaire local ne tarde pas à s'aggraver ; la fièvre s'allume plus intense, la malade perd l'appétit et les forces, la cachexie s'accentue et finalement elle succombe quelques semaines après sans toutefois avoir présenté des phénomènes d'urémie.

| | Date de l'expérience | Poids du sujet | ANALYSE PHYSIOLOGIQUE | | | | ANALYSE CHIMIQUE | | | | |
			Volume en 24 heures	Poids du lapin	Volume injecté	Coefficient de Bouchard	Densité	Urée en 24 heures	Chlorures en 24 heures	Phosphates en 24 heures	Albumine
Avant le traitement	7 mars	43 5	1 800	1 620	0 175	0 383	1009	19 80	8 39	0 43	0 25
MOYENNE	8 —	»	1 500	1 850	0 135	0 472	1012	21 »	9 57	0 28	0 60
						0 428					
Pendant le traitement — Injection de 1 %/.	10 —	»	1 800	1 460	0 115	0 540	1009	23 40	9 40	0 34	traces
— 2 %/.	11 —	»	1 550	1 840	0 115	0 569	1009	20 15	9 »	0 74	»
— 2 %/.	12 —	»	1 700	1 800	0 135	0 521	1010	22 95	11 85	0 48	»
— 4 %/.	13 —	»	1 800	1 675	0 165	0 420	1010	24 30	9 40	0 43	»
— 4 %/.	15 —	»	2 000	0 950	0 95	0 460	1008	24 »	8 12	0 47	»
MOYENNE						0 502					

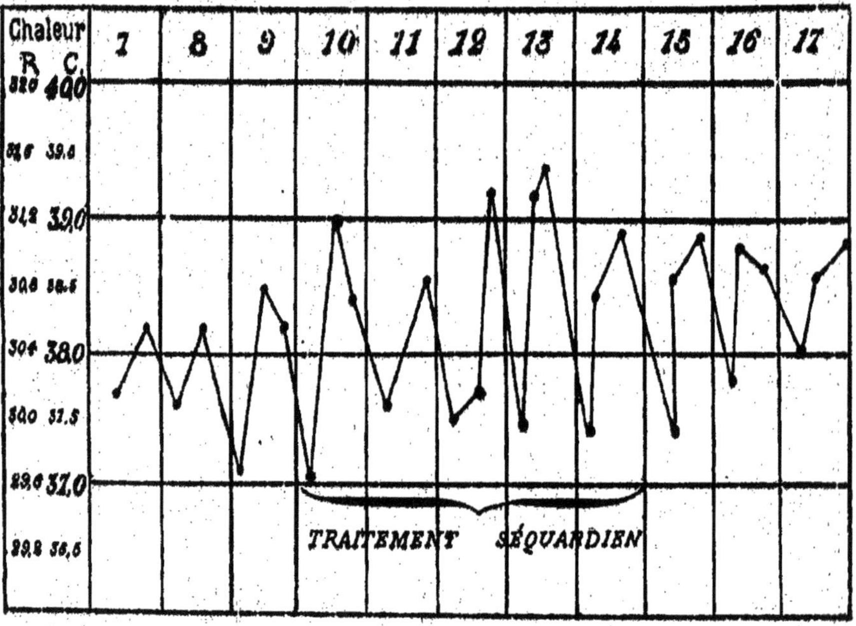

Chaleur
R   C.
32.0 40.0
31.6 39.5
31.2 39.0
30.8 38.5
30.4 38.0
30.0 37.5
29.6 37.0
29.2 36.5
7   8   9   10   11   12   13   14   15   16   17
TRAITEMENT   SÉQUARDIEN

Observation III (*personnelle*)

Artério-sclérose. — Néphrite interstitielle

Mme A. A..., cinquante-six ans, ménagère, née à Poligny, est entrée, le 24 décembre 1896, à l'Hôtel-Dieu de Lyon (salle 4me femmes, n° 34, service de M. le professeur Teissier). Rien dans les antécédents héréditaires. — Scoliose datant de l'âge de dix ans, pas d'alcoolisme, pas de syphilis. Bonne santé habituelle.

Le début de son affection actuelle remonte à trois mois environ ; à cette époque, elle commence à prendre ce qu'elle appelle des vertiges ; elle a pendant une demi-heure à une heure des nausées, un peu d'instabilité dans l'équilibre du corps, une grande sensation de lassitude générale ; pas de vomissements, absence de troubles oculaires. Elle est facilement essoufflée, tousse un peu.

Pas d'amaigrissement, pas de troubles digestifs, absence de troubles nerveux. A son entrée, on constate que l'état général est bon ; la malade est même plutôt obèse, le facies est coloré. A la colonne vertébrale existe une scoliose très prononcée.

Aux poumons, bronchite légère généralisée aux deux côtés.

Au cœur, on ne sent pas la pointe ; il est difficile de délimiter exactement la matité cardiaque en raison de la déformation thoracique. A l'auscultation, on perçoit un bruit de galop présystolique dans le quatrième espace gauche ; à la base, retentissement du deuxième bruit qui est éclatant. Parfois se surajoute un souffle diastolique léger, le pouls est très tendu.

Pas d'œdème des jambes. Pas de fièvre. Le foie est petit.

Les urines sont pâles, en quantité normale, renferment de l'albumine et quelques rares cylindres hyalins.

Depuis un mois que cette malade est dans le service elle a été mise successivement au régime lacté seul, puis au régime lacté et traitement ioduré. Cliniquement elle est dans le même état qu'à son entrée.

Le 21 janvier nous commençons le traitement par la néphrine tout en laissant la malade au régime lacté absolu; nous débutons par 1 °/° ou 1/5 en augmentant chaque fois de 1 °/° jusqu'à 6 °/°.

L'influence de cette médication a été manifeste dès les premiers jours et pour faire la part de ce qui pouvait revenir au lait ou au médicament, nous avons supprimé tantôt l'un tantôt l'autre.

ANALYSE PHYSIOLOGIQUE. — Nous avons fait une série de dix-huit expériences sur neuf urines prises à des époques différentes. Avec chaque urine nous avons intoxiqué deux lapins et pris la moyenne de deux expériences.

Tous les résultats sont consignés dans le tableau ci-joint.

Nous devons remarquer que le coefficient urotoxique a toujours été influencé par la reprise et la cessation des injections, mais que cette influence a été bien plus manifeste lorsque le malade a été soumis en même temps au régime lacté. L'action de la néphrine est toutefois indépendante du régime lacté puisqu'elle est également manifeste mais avec une moins grande intensité sous l'influence du régime mixte.

En somme le coefficient urotoxique a subi les augmentations suivantes: De 0,116 à 0,319 avec néphrine et régime lacté ; de 0,116 à 0,206 avec néphrine et régime mixte. Enfin après cinq semaines d'injections et malgré la suppression de tout traitement, et la reprise d'un régime ordinaire le coefficient reste supérieur à ce qu'il était à la date du 19 janvier, alors qu'elle était déjà au régime lacté (0,164 au lieu de 0,116).

		Numéros d'ordre	Date de l'expérience	Poids du sujet	Volume d'urine en 24 heures	Poids du lapin	Volume injecté	Poids des produits excrétés	Volume nécessaire pour tuer 1 kil. lapin	Coefficient urotoxique
Régime lacté	Avant traitement	1	19 janvier	52*	1.500	1.650	0.400	0.250	0.242	0.116
	Après la 2e injection . . .	2	23 —		2.000	1.850	0.300	0.200	0.162	0.237
	Après la 3e injection . . .	3	30 —		2.300	1.950	0.270	0.130	0.139	0.319
	Après suppression (6 jours).	4	3 février		1 900	2.200	0.385	0.465	0.175	0.298
	Après reprise, 2e injection .	5	9 —		1.500	1.600	0.400	0.800	0.115	0.250
Régime mixte	Après la 3e injection . . .	6	13 —		2.160	2.180	0.450	0.100	0.197	0.206
	Après suppression (6 jours).	7	29 —		1.600	1.600	0.300	0.700	0.189	0.181
	Après reprise, 2e injection .	8	25 —	53	1.700	1.900	0.300	0.900	0.157	0.203
	Après suppression (6 jours).	9	6 mars	53	1.600	1.750	0.320	0.120	0.182	0.164

L'*analyse chimique* que nous donnons ci-dessous pour deux cas extrêmes des coefficients urotoxiques nous fait voir que le coefficient d'oxydation a suivi une courbe parallèle à celui de Bouchard.

	Avant	Pendant
Coefficient urotoxique.	0 110	0,310
Densité	1,015	1,017
Acidité par litre exprimée en SO^4H^2.	1,60	1 55
Urée en vingt-quatre heures.	13.75	18 65
Acide urique en vingt-quatre heures.	0 57	0,60
Rapport de l'acide urique à l'urée	1/24	1/31
Créatinine	0 00	1
Chlorures des vingt-quatre heures en NaCl	14	13.20
Phosphates des » » P^2O^5	1 11	1,85
Rapport des phosphates à l'urée	1/12	1/10
Azote uréique	18	25
Azote total	22	17
Coefficient d'oxydation.	0 80	0,86
Albumine.	0 20	néant
Cylindres	rares, hyalins	néant

Les chlorures, la créatine, la densité, l'acidité ne sont pas influencés. Le rapport de l'acide urique à l'urée est diminué ; celui des phosphates à l'urée augmente. L'albumine, primitivement de 0,20 par litre, a complètement disparu.

Cliniquement l'amélioration a été très nette. L'essoufflement a notablement diminué, les vertiges se sont atténués et la malade a demandé à quitter l'hôpital.

OBSERVATION IV (personnelle)

Néphrite interstitielle

E. A..., soixante-dix ans, blanchisseuse, née à Lyon, entrée à l'Hôtel-Dieu de Lyon, salle 4me femmes, n° 36 (service de M. le professeur Teissier).

Le 15 octobre, chute sur le moignon de l'épaule d'une hauteur de trois mètres. Fracture de la clavicule pour laquelle la malade entre dans la salle Saint-Martin, service de M. Gangolphe. Pendant ce séjour la malade contracte une pleurésie et on la fait passer dans le service de M. Teissier.

Pas d'antécédents héréditaires intéressants à relater. Pas d'antécédents personnels.

A son entrée on constate les signes d'une pleurésie aiguë fibrineuse qui évolue normalement.

Actuellement, 19 janvier, les signes de pleurésie n'existent presque plus, mais la malade présente les symptômes de néphrite interstitielle.

Aux poumons subsistent quelques râles et un peu de matité en bas et à gauche.

Au cœur la pointe bat dans le 5ᵐᵉ espace, dans la ligne mamelonnaire. Le premier bruit est un peu sourd, prolongé ; il existe un léger galop.

Le deuxième bruit s'entend dans la région de la pointe, il est assez rude et presque claquant.

Les artères sont athéromateuses.

Le pouls est tendu.

Le tube digestif, le foie, sont normaux.

Les urines sont très pâles, albumineuses et ne contiennent pas de tubes hyalins. Il y a légère polyurie et pollakiurie notable.

Nous soumettons cette malade au traitement néphritique en nous comportant exactement comme dans l'observation précédente et le tableau suivant résume les résultats physiologiques de dix-huit expériences.

Régime		Numéros d'ordre	Dates de l'expérience	Poids du sujet	Volume d'urine en 24 heures	Poids du lapin	Volume injecté	Poids des produits excrétés	Volume nécessaire pour tuer 1 kil. lapin	Coefficient urotoxique
Régime lacté	Avant traitement	1	19 janvier	47	2.000	1 930	0.500	0.200	0.256	0.166
	Après la 2e injection . . .	2	23 —	47	1.800	2.050	0.155	0.250	0.221	0.167
	Après la 5e injection . . .	3	30 —	47	2.000	1.700	0 250	4.075	0.148	0.238
	Après suppression (6 jours).	4	5 février	47	1.900	2.000	0 180	0.220	0.250	0.168
	Après reprise 2e injection. .	5	9 —	47	1.800	1.750	0.280	0.060	0.160	0.238
Régime mixte	Après 5e injection	6	13 —	47	1.700	1.600	0.310	0.110	0.189	0.186
	Après suppression (6 jours).	7	20 —	47	1.500	2.500	0.520	0.170	0.308	0.173
	Après reprise 2e injection. .	8	25 —	47	1.600	2.100	0.405	0.135	0.192	0.171
	Après suppression (6 jours).	9	6 mars	47	1.550	1.950	0.380	0.100	0.190	0.169

Ce tableau nous fait voir de nouveau que le coefficient urotoxique a été très influencé par les injections de néphrine pendant toute la durée du régime lacté (de 0.166 à 0.258 et 0.238) mais beaucoup moins avec le régime mixte (0,153 à 0,186) et que finalement lorsque l'on a supprimé le traitement néphritique tout en laissant la malade au régime ordinaire, la toxicité ne s'est pas abaissée au-dessous du chiffre qu'elle avait au début, alors que la malade ne buvait que du lait (0,168 le 4 février).

D'après l'analyse chimique dont nous donnons également ci-dessous les résultats dans les deux cas extrêmes de toxicité :

	Avant	Après
Coefficient d'oxydation.	0 166	0,258
Densité.	1009	1014
Acidité par litre en SO^4H^2.	1,75	1,75
Urée en vingt-quatre heures.	14	18,75
Acide urique en vingt-quatre heures	0,54	0,52
Rapport de l'acide urique à l'urée	1/26	1/35
Créatinine.	0 95	1.14
Chlorure en vingt-quatre heures en NaCl.	11	10
Phosphates en vingt-quatre heures en P^2O^5.	1.10	1,85
Rapport des phosphates à l'urée.	1/12	1/10
Azote uréique	13	17
Azote total.	16	20
Coefficient d'oxydation.	0.81	0,84
Albumine.	0,60	0,20
Cylindres.	néant	néant

nous voyons que le coefficient d'oxydation a augmenté de 0,80 à 0,86 et que parallèlement le rapport de l'acide urique à l'urée a diminué (1/26 à 1/35). L'albumine a diminué des deux tiers.

Cliniquement l'état général a été meilleur pendant

toute la durée des injections et la malade a quitté l'hôpital malgré que son albuminurie n'ait pas complètement disparu.

OBSERVATION V (*personnelle*)

Albuminurie post-scarlatineuse

G. A...., vingt-neuf ans, domestique, née à Lyon, entrée le 9 mars 1897, à l'Hôtel-Dieu de Lyon, salle 4ᵐᵉ femmes, n° 12 (service de M. le professeur Teissier).

Pas de renseignements sur les parents.

Réglée à 13 ans, irrégulièrement.

Rougeole dans son enfance ; scarlatine à l'âge de quinze ans ; pendant la convalescence, albuminurie qui n'a pas persisté depuis.

Elle a pu faire pendant deux ans le métier de dévideuse ; bientôt elle l'abandonna, le trouvant trop pénible ; elle exerça alors la profession de domestique. Pendant toute cette période, elle a eu une bonne santé.

Elle est entrée trois fois à l'Hôtel-Dieu. Pendant ces séjours, jamais on n'a constaté d'albuminurie.

Céphalées fréquentes, surtout le matin ; dyspnée réveillée par la marche, l'ascension des escaliers, etc. ; quelquefois œdème des jambes. Elle toussait de temps à autre. Les urines ont toujours été claires. Pas de phénomènes digestifs anormaux.

Il y a cinq mois, entra à la maternité de la Charité, avec de violentes douleurs abdominales et des maux de tête ; pas de phénomènes éclamptiques ; accouchement très laborieux ; travail ayant duré pendant un jour et demi. Pendant la semaine qui suivit les couches, elle eut des lochies abondantes et légèrement fétides, peu de fièvre. On lui conseille d'entrer à l'Hôtel-Dieu.

Actuellement, malade très pâle ; muqueuses décolorées, face bouffie. Pas d'œdème des membres inférieurs.

Au cœur : pointe dans le cinquième espace ne dépasse pas la ligne mamelonnaire. Bruit de galop présystolique : premier bruit légèrement soufflant. Le pouls est petit, régulier; la pression artérielle est à 16.

Aux poumons : légère submatité au sommet droit, avec diminution peu appréciable du murmure vésiculaire. Rien aux bases. Les urines, très pâles, renferment de l'albumine.

Cette malade ne voulant ou ne pouvant pas supporter le lait a été laissée au régime ordinaire et nous lui avons administré de la néphrine. Le tableau ci-joint nous fait voir

	Avant	Après
Poids du sujet.	48	» »
Volume d'urine en 24 heures	1.800	2.100
Poids du lapin.	1.620	2.050
Volume d'urine injectée	0.390	0.450
Poids des produits excrétés	0,080	0.200
Volume nécessaire pour tuer un kilo de lapin.	0.242	0.214
Coefficient urotoxique	0.155	0.200
Densité	1013	1012
Acidité par litre exprimée en SO⁴H²	1.420	1.320
Urée en 24 heures.	10.500	10.200
Acide urique en 24 heures	0.370	0.380
Rapport de l'acide urique à l'urée.	1/28	1/28
Créatinine	1.00	1.10
Chlorures en 24 heures.	11,20	12.85
Acide phosphorique	1,05	1.13
Rapport de l'acide phosphorique à l'urée.	1/10	1/10
Azote uréique	10	9
Azote total	12	11
Coefficient de Robin.	0.82	0.82
Albumine.	0.25	0.10
Cylindres.	quelques-uns	aucun

qu'après huit jours de traitement le coefficient urotoxique était relevé d'un quart et que l'albumine avait notablement diminué. Cliniquement, il y avait un mieux manifeste. L'œdème de la face avait disparu. Les forces étaient revenues et la malade a quitté le service pour reprendre ses occupations.

Observation VI (personnelle).

Artério-sclérose généralisée. — Mercurialisme et alcoolisme chroniques. Néphrite. — Myocardite. — Hydrothorax double. Congestion pulmonaire. Asystolie.

J. P. S., soixante ans, chapelier, né à Sagliano Mica (Italie), entre dans le service de M. le professeur Teissier, salle Sainte-Jeanne, n° 20, le 19 février 1897.

Il est marié, père de deux enfants morts tous deux ; n'a pas d'antécédents héréditaires. Ses antécédents personnels sont les suivants : En 1868, probablement accès paludéen ; en 1882, autre accès palustre avec bronchite ayant nécessité un séjour de deux mois à l'Hôpital ; en 1884, à la suite d'excès de boisson, délire, ayant nécessité un internement de neuf mois à l'asile de Bron.

Il y a deux ans, abcès dans l'oreille. Depuis 1849, le malade exerce la profession de chapelier et se trouve exposé aux vapeurs de mercure.

Il a l'habitude de boire de l'alcool et de l'absinthe, et il a commencé il y a quelques années à ressentir les premières atteintes de la double intoxication mercurielle et alcoolique dont il présente actuellement les signes : troubles trophiques des ongles qui sont déformés, dents gâtées ou tombées, tremblements fréquents des membres supérieurs.

Congestion pulmonaire fréquente sans hémoptysie.

Il a souvent de l'œdème des membres inférieurs, des palpitations de cœur, de la céphalée frontale, des brouillards devant les yeux, des mouches volantes, des bourdonnements d'oreille.

Il entre pour son oppression qui est très vive et on constate les signes suivants :

Le facies du malade est pâle. Il a de l'ulcère variqueux aux jambes, un thorax globuleux d'emphysémateux, des palpitations. Il tousse beaucoup et expectore des crachats visqueux avec quelques petits noyaux purulents.

Aux poumons on constate un épanchement dans les deux plèvres s'étendant jusqu'en avant sous le mamelon. Matité des deux bases avec abolition des vibrations, souffle, pectoriloquie aphone, égophonie, flot, râles de congestion à droite. Rien au sommet.

Au cœur, la pointe bat dans le sixième espace au-dessous du mamelon. — L'arythmie domine. — Pas de dilatation du cœur droit, pas de souffle tricuspidien, pas de pouls veineux.

Les troubles digestifs consistent en vomissements qui apparaissent facilement chez le malade et dénotent un certain degré d'intoxication gastrique actuelle.

Le foie déborde les fausses côtes en bas de quatre travers de doigt.

Les urines renferment de l'albumine.

Ce malade présentant des symptômes très nets de néphrite fut soumis au traitement par la néphrine. Dès les premières injections il s'est présenté une amélioration concordant avec les chiffres donnés par les analyses ci-dessous, savoir : augmentation des coefficients de Bouchard et de Robin et disparition de l'albumine.

Il ne nous a pas été permis de continuer le traitement plus de dix jours car à la suite des premières injections soit par coïncidence, soit effet direct le malade a pris des vomissements alimentaires et a refusé de se soumettre à d'autres injections, aussi l'amélioration constatée n'a été que passagère.

Le malade est ensuite allé en déclinant avec des alternatives d'état asystolique et de retour à un cœur plus régulier. L'hydrothorax a augmenté. La dyspnée est devenue très intense et le malade a succombé à une crise urémique malgré une saignée et l'injection de sérum artificiel.

	Avant	Après
Poids du sujet	67	»
Volume d'urines en vingt-quatre heures	1.500	2.000
Poids du lapin	1.950	1.580
Volume d'urines injectées	0.285	0.220
Excreta	0.005	0.020
Volume nécessaire pour tuer un kilo de lapin	0.116	0.140
Coefficient de Bouchard	0.153	0.211
Densité	1.014	1.016
Acidité par litre exprimée en acide sulfurique	1.75	1.05
Urée en vingt-quatre heures	17.40	32
Acide urique en vingt-quatre heures	0.60	0.88
Rapport de l'acide urique à l'urée	1/30	1/36
Créatinine	1.05	1.15
Chlorures en vingt-quatre heures exprimés en NaCl	12.80	14.40
Acide phosphorique	1.80	2.00
Rapport de l'acide phosphorique à l'urée	1/10	1/11
Azote urique	21.5	31
Azote total	28	30
Coefficient de Robin	0.82	0.86
Albumine	traces	0
Cylindres	aucun	aucun

OBSERVATION VII *(personnelle)*.

Néphrite chronique avec polyurie

X., cinquante ans, manœuvre. Entré le 4 mars 1897, à la Salle Saint-Bruno, n° 11 (service de M. le docteur Drivon). Hôtel-Dieu.

Pas d'antécédents héréditaires.

Maladies sans importance dans sa jeunesse, pas de syphilis, ni d'impaludisme. Léger degré d'alcoolisme.

Le début de l'affection actuelle remonte à dix mois environ. Dès cette époque, le malade, sans cause appréciable, commence à ressentir une oppression légère, se manifestant surtout lors d'un effort, dans les marches longues, dans l'ascension des escaliers. En même temps, il eut de la pollakiurie et de la polyurie : ses urines sont toujours restées claires. Il accuse, de temps à autre, de la céphalée, des vertiges, quelques troubles visuels sans importance, de la cryesthésie, la sensation de doigt mort, etc. Les œdèmes n'ont apparu qu'assez tardivement, depuis quatre mois environ. Pas de troubles digestifs notables.

Depuis un mois, les signes urinaires, la dyspnée se sont accentués. L'œdème est devenu plus accusé, plus étendu et plus tenace.

Le malade n'a fait aucun traitement ; il n'a pas modifié notablement son régime. C'est surtout la dyspnée et l'enflure des jambes qui le décident à demander son admission à l'hôpital.

Actuellement, faible, pâle, paupières un peu bouffies.

L'examen du cœur dénote une hypertrophie assez notable du ventricule gauche, la pointe bat dans le sixième espace, légèrement en dehors de la ligne mamelonnaire. Bruit de galop dans la région mésocardiaque.

Aux poumons, sonorité normale. A l'auscultation, on perçoit quelques râles sibilants et ronflants disséminés des deux côtés. La dyspnée est assez accentuée ; elle présente les mêmes caractères que précédemment.

Œdème des jambes, mou, facile à déprimer remontant jusqu'à la partie moyenne de la jambe, des deux côtés.

Céphalée légère, pas de troubles visuels. Le malade a de la cryesthésie et accuse la sensation de doigt mort.

Les signes de néphrite étant des plus nets on soumet le malade aux injections de néphrine pendant huit jours.

Les résultats sont consignés dans le tableau suivant :

	Avant	Après
Poids du sujet	72	» »
Volumes d'urines émises en 24 heures	3.200	3.200
Poids du lapin	1.520	2.200
Volume injecté	0.610	1.000
Excreta	0.100	0.150
Volume nécessaire pour tuer 1 k. de lapin	0.401	0.454
Coefficient de Bouchard	0.110	0.097
Densité	1011	1011
Acidité par litre en acide sulfurique	1.65	1.45
Urée en 24 heures	29.75	26.80
Acide urique	1.21	1.16
Rapport de l'acide urique et de l'urée	1/24	1/23
Créatinine	1.05	1.40
Chlorures en vingt-quatre heures de NaCl	15.20	14.10
$P^1 O^5$	2.10	2.33
Rapport de Zuelzer du $P^1 O^5$ à l'urée	1/14	1/12
Azote urique	17	15.5
Azote total	20	19
Coefficient de Robin	0,81	0,82
Albumine	0,30	0,30
Cylindres	aucun	aucun

Ces résultats se traduisent par une augmentation de la toxicité urinaire, qui de 0,401 s'élève à 0,454 ; et du coefficient d'oxydation qui passe de 0,81 à 0,82 ; — la quantité d'albumine n'a pas varié.

Le malade accuse un sentiment de bien-être très accentué ; les modifications de l'appétit sont manifestes : la dyspnée diminue notablement et peu de temps après il quitte le service.

OBSERVATION VIII (personnelle).

Néphrite chronique.

F. A., soixante ans, terrassier, né à Haguenau (Alsace), entré le 5 mars 1897, à la salle Saint-Bruno, n° 37, service de M. le docteur Drivon.

Impaludisme contracté il y a vingt ans après un séjour en Algérie. Quelques accès pendant qu'il habitait ce pays : depuis son retour en France, aucune atteinte nouvelle.

Pas de syphilis. Peut-être léger degré d'alcoolisme.

Le début de l'affection actuelle remonte à un an environ ; il aurait été marqué, d'après le malade, par une dyspnée se manifestant à l'occasion de la marche, des efforts. En même temps, il se mit à tousser. La santé générale était peu atteinte : il n'avait pas de troubles digestifs, pas d'œdème des membres inférieurs. Il a remarqué que depuis un an il présente de la polyurie et même de la pollakiurie. Les urines ont toujours été claires. Il n'a jamais eu de phases d'anurie ; la polyurie a persisté depuis le début.

La dyspnée ayant augmenté dans ces derniers temps, il demande à entrer à l'hôpital.

A son entrée, son visage est normal. Les temporales sont saillantes. Le poumon est mat dans sa partie inférieure, il existe à l'auscultation des râles sous-crépitants d'œdème.

Au cœur, les bruits sont normaux, pas de bruit de galop. La radiale est sinueuse, dure au toucher. Il y a hypertension artérielle. L'œdème des membres inférieurs remonte jusqu'au milieu de la jambe : il est mou, et disparaît le matin au réveil ; il présente tous les caractères de l'œdème d'origine brightique.

Pas de troubles digestifs : l'appétit est conservé ; pas de diarrhée, plutôt constipation. Sensation du doigt mort. Prurit cutané.

Le malade accuse de la céphalée, de l'amblyopie.

Les urines sont claires, augmentées de quantité. Elles ne renferment pas d'albumine.

Le malade reçoit en dix jours trente-deux centimètres cubes de néphrine au 1/5 et le tableau ci-dessous nous indique les modifications survenues dans les urines à la suite de ce traitement.

	Avant	Après
Poids du sujet	58	»
Poids du lapin	2.100	2.800
Volume d'urines émises en vingt-quatre heures	2.100	1.920
Volume injecté	0.490	0.420
Excreta	0.100	0.120
Volume nécessaire pour tuer 1 kilog de lapin	0.233	0 218
Coefficient de Bouchard	0.155	0.220
Densité	1010	1000
Acidité par litre en acide sulfurique	1 50	1 10
Urée en vingt-quatre heures	19.25	21.00
Acide urique en vingt-quatre heures	0.73	0.73
Rapport de l'acide urique à l'urée	1/26	1/30
Créatinine	0.80	0.67
Chlorures en vingt-quatre heures en NaCl	10	11.20
Acide phosphorique	1.45	1.82
Rapport de Zuelzer du P⁴O³ à l'urée	1/13	1/12
Azote urique	17	14.5
Azote total	20.5	17.5
Coefficient de Robin	0 82	0.83
Albumine		
Cylindres	Aucun	

Comme dans la plupart de nos observations, nous avons obtenu une augmentation de la toxicité urinaire, qui s'est haussée de 0,155 à 0,220. — De même augmentation du cœfficient d'oxydation qui a varié de 0,82 à 0,83.

L'état général est meilleur : la dyspnée est beaucoup moins accusée que précédemment.

Des circonstances indépendantes de notre volonté nous ont empêché de continuer le traitement et de suivre le malade. Nous savons seulement qu'il a quitté l'hôpital peu de temps après.

OBSERVATION IX

due à l'obligeance de M. le professeur DIEULAFOY

Voici le texte de l'observation clinique présentée par M. le professeur Dieulafoy à la Société médicale des hôpitaux de Paris (14 octobre 1892).

— 71 —

Dans un cas désespéré d'urémie avec anurie, et après échec complet de la médication classique, je me suis cru autorisé à injecter au malade un liquide organique tiré de la substance corticale du rein, qui est la substance filtrante et diurétique par excellence. Bien que, après une amélioration incontestable et assez régulière, le malade ait succombé, le fait me paraît mériter d'être rapporté avec quelques détails. Voici, en résumé, l'observation :

Il s'agit d'un malade de mon service, âgé de quarante-trois ans, entré à l'hôpital pour des accidents dyspnéiques, datant d'environ deux mois, et ayant augmenté progressivement, au point d'empêcher tout sommeil. A l'auscultation, râles sonores et bullaires disséminés. Cœur volumineux : rythme de galop, mais pas de souffles. Œdème mou des jambes depuis huit jours ; céphalée violente depuis deux mois, contemporaine par conséquent de la dyspnée, et surtout nocturne. Crampes douloureuses dans les mollets. Paupières fréquemment bouffies. Tension artérielle exagérée. Urines rares (700 gr. en vingt-quatre heures), presque décolorées, n'ayant que 1004 de densité et très légèrement albumineuses.

En un mot, maladie de Bright, à forme dyspnéique, à marche insidieuse et aboutissant à des accidents urémiques. Rien qui puisse l'expliquer dans les antécédents du malade.

Traitement : régime lacté absolu, et tisane de lactose. Après trois jours, la dyspnée et l'œdème avaient complètement disparu, mais la quantité d'urines restait au-dessous de la normale, ce qui n'était pas d'un bon pronostic.

En effet, la dyspnée reparaît bientôt intense, et fait rare que j'ai observé trois fois seulement, à l'oppression s'ajoute une expectoration spumeuse, rosée, tout à fait semblable à celle qui survient parfois dans les cas d'œdème bronco-pulmonaire consécutif à une thoracentèse mal pratiquée. Il y avait donc œdème brightique aigu du poumon.

En même temps que cette dyspnée intense (cinquante respiration par minute), oligurie puis anurie complète : la vessie ne contenait pas une goutte d'urine. État demi-comateux : on peut juste faire boire au malade quelques gorgées de lait et de tisane de lactose. Ventouses scarifiées d'abord, puis saignée de 250 gr., entraînant une syncope assez sérieuse.

Le lendemain, la respiration est presque libre, mais l'anurie persiste absolue. Le malade répond à peine aux questions qu'on lui pose. En même temps, apparition sur le visage d'une poudre blanchâtre, analogue à du givre, qui n'était autre qu'une sueur d'urée, et qui m'a toujours paru d'un sinistre augure dans l'urémie.

Le malade ne pouvant presque plus boire, on lui donne, dans la journée, douze petits lavements composés chacun de 100 grammes d'eau, 10 grammes de lactose et 2 grammes de vin diurétique de Trousseau.

Température à peu près normale.

L'indication capitale était, manifestement, de rétablir le cours des urines, totalement suspendu depuis cinq jours; mais cette indication, j'étais impuissant à la remplir, comme cela nous arrive en pareil cas. Ce fut alors que je songeai aux injections sous-cutanées imaginées par Brown-Sequard. Comme je l'ai dit en commençant, le liquide à employer devait évidemment dans la circonstance être tiré de la substance corticale du rein. C'est ce qui eut lieu (1).

(1) Ce liquide, auquel M. Dieulafoy propose de donner le nom de néphrine ut préparé par son interne M. Rimon, de la façon suivante :

Un rein de bœuf pris sur un animal qu'on vient de sacrifier est reçu dans un vase stérilisé. La substance corticale seule en est détachée au moyen d'instruments stérilisés ; elle donne environ un poids de 200 grammes. Cette substance corticale est hachée et triturée dans un mortier, additionnée de 300 grammes de glycérine neutre et de 280 grammes d'eau stérilisée contenant 5 p. 100 de sel marin. Le tout macéré pendant cinq heures dans un vase entourée de glace. La filtration se fait en deux temps : 1° filtration de toute la masse dans un filtre de papier Chardin : 2° filtration de la partie liquide ainsi obtenue sur une bougie stérilisée à l'autoclave à 115°. On recueille ainsi 50 à 55 grammes d'un liquide jaunâtre transparent, visqueux, absolument stérile.

M. Dieulafoy ajoute qu'avec l'appareil de M. d'Arsonval, on filtrerait en quelques minutes, ce qui demande plusieurs heures par le procédé de filtration indiqué ci-dessus. (Bar. *loc. cit.*).

Ici je suis obligé de résumer l'observation jour par jour, pour ne rien omettre d'essentiel.

L'anurie complète datait de cinq jours, lorsque le soir du 6 septembre, on pratiqua deux injections sous-cutanées contenant chacune 50 centigrammes de néphrine de cobaye (je n'avais pu me procurer à temps un rein de bœuf).

Le 7, toujours anurie absolue, coma plus accentué, diarrhée, sueurs d'urée plus fortes. Par contre respiration libre (28 respirations par minute), presque plus de râles.

Dans la journée, trois injections distantes chacune de deux heures et contenant ensemble 3 gr. 50 de néphrine de bœuf. Après ces injections, il semble qu'il y a une légère amélioration, car le malade prend un peu de lait.

Le 8, même anurie, même coma, mêmes sueurs d'urée que le 7. A 10 heures du matin, deux injections de 50 centigrammes de néphrine chacune. Quelques minutes après, le malade semble se réveiller et absorbe d'un coup les trois quarts d'un biberon de lait.

Dans la journée les mêmes injections sont continuées toutes les deux heures jusqu'à concurrence de 6 grammes. Elles paraissent douloureuses, mais après chaque injection, le malade semble sortir de sa stupeur, se sent un peu mieux, et peut boire quelques gorgées de lait ou de lactose ; 500 grammes de lait introduits par la sonde sont rejetés presque immédiatement.

Le 9 la situation est absolument modifiée. L'amélioration date du milieu de la nuit où, spontanément, le malade a plusieurs fois demandé à boire. Les reins fonctionnent car on retire, par la sonde, 680 grammes d'urine. Disparition du coma et des sueurs d'urée. Le malade plaisante d'un air enjoué. Respiration normale, mais les selles restent diarrhéiques et involontaires. Pouls à 88, comme il était les jours précédents, mais quelques irrégularités.

Dans la journée, hyperesthésie très marquée en diverses régions et douleurs musculaires aux jambes avec quelques contractures, comme avant la période du coma.

Le soir on retire 112 grammes d'urine. Le malade a bu dans la journée deux litres et demi de lait et de lactose.

Le 10, réapparition des sueurs d'urée. Moins de raideur et d'hyperesthésie. En deux fois, par le cathétérisme, on retire 350 grammes d'urine claire, légèrement albumineuse, à 1010 et à 1012. Le lait et la lactose sont pris avec plaisir. On continue les injections de néphrine de deux en deux heures.

Le 11, aggravation. Pouls à 104. En deux fois, on retire 250 grammes d'urines semblables à celles de la veille. On introduit par la sonde 250 grammes de lait additionné de lactose, d'eau de chaux et de salicylate de bismuth à cause de la diarrhée fétide.

Dans la soirée, coma complet. A minuit éclatent de violentes convulsions épileptiques, et la mort survient en quelques minutes. Après la mort, la température s'élève à 40°.

L'autopsie montre une néphrite mixte avec prédominance des lésions fibreuses. Pas d'athérome nulle part ; cœur pesant 310 grammes par suite d'une hypertrophie considérable du ventricule gauche. Traces d'une ancienne péricardite. Rien d'important dans les autres organes.

. . . .

C'est précisément parce que j'ai échoué avec tous les diurétiques connus, dans mon dernier cas, comme dans beaucoup d'autres, que j'ai cru pouvoir essayer des injections sous-cutanées du liquide organique auquel le nom de néphrine me paraît approprié. Je me garderai bien de porter un jugement sur ce moyen nouveau après un seul cas, alors surtout que le malade est mort. Je ferai simplement remarquer que la sécrétion urinaire complètement interrompue pendant cinq jours a reparu dès le deuxième jour des injections. En même temps le malade sortait de sa torpeur, buvait volontiers son lait. Les sueurs d'urée diminuaient. Enfin, j'ai constaté très nettement qu'après

chaque injection de néphrine — surtout après les premières — l'ensemble des symptômes était heureusement
modifié.

Aussi, sans vouloir tirer aucune conclusion, crois-je
permis d'espérer que les injections sous-cutanées de
néphrine pourront entrer dans la thérapeutique à titre de
diurétique, et rendre quelques services, surtout dans
l'oligurie et l'anurie brightiques. Ce procédé serait une
application nouvelle de la méthode générale imaginée
par Brown-Séquard et qui est à l'étude.

OBSERVATION X

Communiquée par M. le Dr Gonin à la Société des sciences médicales de
Lyon. (*Lyon médical*, novembre 1894).

Madame X...., grande rue de la Guillotière, quarante-neuf
ans, est atteinte de mal de Bright. La présence de l'albumine
dans les urines a été constatée pour la première fois au mois de
février dernier. Néanmoins la malade, malgré sa maladie, et
tout en suivant un régime lacté mitigé, pouvait vaquer à ses
occupations.

Tout à coup, il y a trois semaines, après un surmenage qui a
consisté dans le port d'une valise un peu lourde pendant trois
kilomètres, la malade s'est alitée et a présenté les symptômes
suivants : œdème des membres inférieurs remontant jusqu'au
tiers supérieur des jambes, essoufflement, palpitations, douleurs
à la région lombaire et au ventre ; élimination de l'urine, qui
est rouge foncé, 250 à 300 grammes par vingt-quatre heures.
Sentiment de malaise général, teint terreux, plombé, œdème
des paupières et de la partie inférieure de la face au niveau du
maxillaire inférieur. Enfin, vomissements incoercibles d'origine

urémique que ne combattaient ni la potion de Rivière, ni l'ingestion de fragments de glace.

Intolérance absolue de tout médicament et tout aliment, lait, bouillon ou autre. Pas de constipation. Le pouls, 100, dur, bondissant. Rien au cœur, température variant de 38° à 38°3.

Devant la gravité de la situation, je demande une consultation avec un confrère des hôpitaux.

M. le docteur Roque, appelé, conseille d'insister sur les purgatifs qui sont vomis immédiatement, les lavements purgatifs, les émissions sanguines, ventouses scarifiées, les lavements de lait ou de bouillon, est d'avis que si cet état persistait il y aurait lieu de tenter les injections hypodermiques de néphrine.

Trois jours se passent, l'état reste aussi alarmant, sans aucune amélioration. C'est alors que nous nous décidons à recourir à l'injection hypodermique de la solution de néphrine.

La première, de 1 °/₀ est pratiquée à dix heures du matin, 19 octobre ; le lendemain, le taux de l'urine monte à 800 grammes ; le 20, deuxième injection, le lendemain 1,000 grammes. Le 21, troisième injection ; le lendemain 2,200 grammes le 22, quatrième injection 2,600 grammes ; le 23, l'urine n'a pu être complètement recueillie, la malade ayant toléré son purgatif et étant allée abondamment à la selle. Les urines restent pourtant très albumineuses, les vomissements si pénibles ont cessé, à partir du 20 au soir, pour ne pas reparaître.

La malade commence à se lever et garde bien son lait.

Le 30 octobre, tout accident ayant disparu, la malade est autorisée à se lever.

Le 2 novembre, je suis réappelé, l'urine est redescendue à 300 grammes les vomissements ont reparu, les symptômes sont calqués sur les précédents.

Nous recommandons les mêmes injections le 3 novembre mais ce n'est que le troisième jour que l'effet commence à se manifester et que l'amélioration se produit. La quantité d'albumine qui, dans ce cas, est très considérable, ne diminue pas, mais les symptômes d'empoisonnement urémique disparaissent à la suite des injections.

Telles sont du moins les conclusions qui paraissent découler de cette observation.

Une deuxième observation vient se joindre à celle-ci. Il s'agit d'un homme de soixante-quatre ans atteint de néphrite avec bruit de galop au cœur, œdème des membres inférieurs, pleurésie droite. Le taux urinaire, qui était très bas, s'est élevé considérablement et le beau-frère du malade qui est venu nous voir nous affirme que l'œdème avait presque entièrement disparu; que l'essoufflement n'était presque plus ressenti, etc.

Observation XI

(Donovan, *British Med. Journal* 1895)

Traitement de l'albuminurie chronique par l'extrait de reins.

Il y a quelques mois, venait à ma consultation un jeune homme, atteint depuis dix mois d'une néphrite *a frigore*. Depuis le début, il avait constamment suivi un traitement médical ; mais néanmoins son état avait empiré progressivement.

Quand je le vis pour la première fois, il souffrait d'une anasarque généralisée ; son urine était abondante, pâle, d'une densité égale à 1010, et, par le chauffage, avec addition d'acide nitrique, on obtenait des traces d'albumine. Sous l'influence du traitement par la nitro-glycérine, un mieux se déclara d'abord, mais il ne persista pas longtemps.

Il y a à peu près six semaines, je me procurai chez MM. John Richardson and C° (de Leicester) quelques tablettes d'extrait de reins, 5 grammes, que je lui administrai à la dose de trois par jour ; j'y joignis le traitement par la nitro-glycérine.

Il est maintenant complètement débarrassé de son anasarque, et son urine ne renferme plus *aucune trace d'albumine*.

Ceci peut n'être qu'une coïncidence. Je voudrais néanmoins demander à quelques-uns d'entre vous, Messieurs, qui avez l'occasion de traiter les maladies rénales, de faire un essai avec l'extrait d'organe et de m'en rapporter le résultat.

Ce cas seulement m'a paru suffisamment heureux pour tenter un essai dans ce sens.

Observation XII

Analyse des observations publiées par M. Chipérowitch (de Saint-Pétersbourg) dans la *Gazette de Botkine* (n°s 41 à 45, 1896).

Des circonstances indépendantes de notre volonté ne nous ont pas permis de reproduire ces observations en détail.

Nous nous bornerons à en reproduire l'analyse qui a paru en 1896 dans le *Bulletin médical*.

« A la suite des recherches de Brown-Sequard, de Vanni, Mangini, Dieulafoy, Teissier, Gounin, M. Chipérowitch, de Saint-Pétersbourg, a essayé d'expérimenter sur une large échelle la valeur de l'organo-thérapie dans certaines néphrites.

« Il remarqua tout d'abord, que sur des personnes saines l'injection d'un extrait de rein ne produisait aucun trouble, mais favorisait la sécrétion urinaire. Il prescrivit alors la médication rénale à l'exclusion de tout autre traitement à trente-cinq malades atteints de néphrites interstitielles, d'urémie, de rein amyloïde.

« Il employa tantôt les injections de suc rénal, tantôt l'ingestion à l'état cru jusqu'à donner à chaque malade dans le cours du traitement de vingt à trente reins de mouton ou de porc.

« A part quelques cas (reins amyloïdes) les résultats furent excellents.

« Avec une constance remarquable et dès le début du traitement, notamment dans les néphrites, on a vu le taux de l'urine remonter, celui de l'albumine descendre, les œdèmes disparaître, les battements de cœur se régulariser et devenir énergiques. D'autre part, à chaque interruption de la médication ces phénomènes morbides reparaissent ; pour obtenir un résultat durable, il faut que le malade continue le traitement pendant un certain temps. »

CHAPITRE VI

MODE D'EMPLOI DE LA NÉPHRINE

SA POSOLOGIE — SES INDICATIONS

Les sucs organiques obtenus par la méthode de Brown-Sequard peuvent être introduits par trois voies : stomacale, rectale, hypodermique.

Cette dernière nous a paru préférable. Elle permet une plus rapide diffusion de la substance injectée qui bien préparée n'occasionne aucun accident. Enfin, elle a été préconisée par les différents cliniciens qui ont usé de la méthode.

Les limites extrêmes de la posologie de ce médicament ont été fixées par les recherches de MM. Teissier et Frenkel. Ces auteurs opérant sur des lapins ont constaté qu'une dose de 100 °/° par kil. de matière vivante provoque des accidents redoutables mais que l'on peut injecter impunément 25 °/° sans qu'il y ait même trace de myosis ni d'aucun symptôme morbide. Il est permis de supposer que l'homme résiste aussi bien à ce médicament que le lapin et que pour un poids moyen de 60 kil. on pourrait injecter sans danger 1200 c/c au 1/10 ou 600 c/c au 1/5 mais les doses thérapeutiques utilisées jusqu'à ce jour sont près de cent fois inférieures à ces chiffres. M. Dieulafoy dans l'observation qu'il a publiée n'est pas allé au-delà de 24 c/c au 1/5 en vingt-quatre heures. MM. Teissier et Frenkel ont usé pour leurs malades de 2 à 4 c/c au 1/10.

Dans notre pratique nous commençons par injecter 1 c/c au 1/5. Si le malade supporte bien cette thérapeutique, ce qui est la règle, on recommence tous les deux jours puis tous les jours en augmentant chaque fois de 1 c/c si l'effet produit paraît nul avec les doses précédentes. Nous ne dépassons pas souvent 5 c/c par vingt-quatre heures. Si le malade ressent quelque douleur il convient de se limiter à la solution moins concentrée, au 1/10.

Notre expérience nous a appris que dans la presque totalité des cas le traitement est très bien supporté par les malades et fort peu douloureux si l'on a soin de pratiquer les piqûres dans le tissu cellulaire de l'abdomen.

Quant aux indications de son emploi elles se résument dans ceci que le médicament est applicable toutes les fois qu'apparaît l'insuffisance rénale aiguë ou chronique, complète ou incomplète. C'est seulement dans des cas de néphrite chronique que nous avons essayé la valeur du médicament mais théoriquement il est permis de supposer qu'il agirait aussi si le rein venait pour une cause ou pour une autre à être brusquement privé de son fonctionnement normal, et cliniquement M. Dieulafoy en 1888, Gonin en 1894 et Chiperowitch en 1896 ont cité des observations de néphrites aiguës avec accidents urémiques accompagnés d'anurie où les injections de néphrine avaient amélioré l'état du malade.

CHAPITRE VII

EFFETS ET MODE D'ACTION DU MÉDICAMENT

———

Les effets obtenus par les injections de néphrine ont été surtout décrits par Teissier et Frenkel puis par Chiperowitch. Nos observations personnelles ne font que corroborer les leurs et nous allons les passer en revue.

D'abord amélioration de l'état général; sentiment de bien-être tenant probablement à des causes complexes : dans les cas ou le sérum sanguin est hypertoxique, la diminution de sa toxicité en permettant un fonctionnement plus libre et plus puissant des cellules cérébrales a peut-être un rôle prépondérant dans cette action.

Les modifications circulatoires sont de peu d'importance; il n'y a aucun changements apparent dans la densité du sang ni dans sa composition globulaire; on note seulement une augmentation légère de la pression artérielle.

La quantité d'urine émise en vingt-quatre heures est peu modifiée dans les néphrites interstitielles mais d'après les observations de Dieulafoy, de Gonin et de Chiperowitch elle paraît avoir été notablement augmentée dans les néphrites aiguës accompagnées d'anurie.

Les changements de la teneur en sels sont peu importants : on peut s'en convaincre par la lecture des tableaux où nous donnons les chiffres obtenus pour l'urée, les chlorures, l'acide urique et la créatinine. Toutefois nous avons constaté, par rapport à l'urée, une légère diminution de ces deux derniers produits corrélative à l'élévation du coefficient d'oxydation et une faible élévation des phosphates.

Ce qui apparaît le plus nettement dans toutes nos observations de néphrites à urines hypotoxiques c'est l'augmentation de la toxicité urinaire. Ce résultat est d'une constance à peu près absolue. Nous nous sommes demandé s'il n'était pas dû tout simplement à la néphrine injectée agissant directement comme toxique. Pour trancher cette question nous avons ajouté la néphrine en nature dans l'urine en expérience et dosé la toxicité avant et après addition du médicament. Nous ajoutions 10 °/₀, dose supérieure à celle que nous injections à nos malades. Nos expériences ont été répétées cinq fois sur des urines normales et sur des urines hypotoxiques. Les résultats consignés dans le tableau ci-joint prouvent que l'augmentation de la toxicité dans le traitement par la néphrine n'est pas due au passage du médicament dans l'urine.

L'augmentation du coefficient d'oxydation, tel que l'a conçu Robin, a été très fréquente.

Nous avons constaté en outre et d'une façon assez constante la diminution de la quantité d'albumine excrétée quotidiennement.

La toxicité d'une urine normale ou non n'est pas modifiée si l'on ajoute au volume total émis en 24 heures 10 cent. cubes Néphrine 1/5.

		Poids du lapin	Volume injecté	Volume nécessaire pour 1 kil.	Différence
1re expérience. Urine normale	pure	1.300	0.250	0.138	
	additionnée	2 000	0 296	0.148	+ 10
2e expérience. Urine normale	pure	1.520	0.100	0 70	
	additionnée	1.500	0.93	0.62	— 8
3e expérience. Urine hospitalière	pure	1.850	0.305	0.165	
	additionnée	1 700	0.272	0.160	— 5
4e expérience. Urine hospitalière	pure	1.600	0.150	0.94	
	additionnée	1.650	0.173	0.105	+ 9
5e expérience. Urine néphritique	pure	1 650	0 400	0.242	
	additionnée	1.750	0.444	0.254	+ 12
MOYENNE DE LA DIFFÉRENCE					+ 3.5

Maintenant que nous connaissons les effets produits par la néphrine, une dernière question se pose : quel est le mode d'action de ce médicament ? Nous ne pouvons répondre à cette question que par des hypothèses déjà en parties formulées par Brown-Séquard, Dieulafoy, Teissier, Chiperowitch, hypothèses qui viennent s'appuyer sur les observations de Bouchard, Teissier et Roque, sur celles que Dumarest a faites en étudiant la toxicité comparative du sérum et de l'urine dans les néphrites, enfin sur nos expériences personnelles; hypothèses qui expliquent la plupart des faits, et satisfont l'esprit en attendant que des expériences plus concluantes encore viennent donner la véritable solution du problème. Nous croyons pouvoir les résumer ainsi :

Pour lutter contre les invasions microbiennes de toute nature le sang a besoin d'une toxicité propre d'intensité constante. Cette toxicité comme tous les éléments constituants du sang est fonction de deux réactions opposées, un apport incessant de sérotoxies provenant de sources multiples et leur destruction incessante aussi sous diverses influences, entre autres la fonction interne du rein qui les transforme en urotoxies éliminées par l'urine. Dans la néphrite chronique à urines hypotoxiques l'épithélium scléros, é détruit, ne sécréterait plus une quantité de néphrine suffisante et il resterait dans le sang un excès de toxines, d'où apparition d'accidents divers appelés urémiques que viendrait naturellement combattre l'introduction de néphrine supplémentaire dans la circulation.

Dans les néphrites aiguës ou subaiguës à urines hypertoxiques, l'épithélium tuméfié, hyperhémié sécréterait

une néphrine anormale comme quantité et comme qualité ; on aurait une neutralisation trop abondante de la
sérotoxie, d'où production d'accidents peut-être identiques, peut-être seulement similaires à quelques-uns des
précédents. Ne voit-on pas à chaque instant des phénomènes revêtir des formes extérieures très voisines avec
des étiologies toutes différentes ; à ne citer que les
vertiges d'anémie et de congestion cérébrale, de vacuité
ou de plénitude exagérée de l'estomac, etc. ?

Les améliorations de néphrites aiguës citées par Dieulafoy, Gonin, Chiperovitch s'expliqueraient par ce fait
que l'apport de néphrine normale vient amender
certains symptômes morbides que n'a pu empêcher ou
a fait naître une sécrétion interne viciée dans sa composition.

Peut-être aussi, dans les améliorations dues à ce traitement, doit-on voir principalement, comme l'ont pensé
MM. Teissier et Frenkel, une action dynamogénique
favorisant l'oxydation des produits de désintégration,
oxydation généralement ralentie dans les néphrites et
rapprochant ainsi l'organisme malade des conditions de
sa vie normale.

CONCLUSIONS

I. — La néphrine au 1/5 ou extrait glycériné de rein, préparée d'après la méthode de Brown-Sequard et d'Arsonval, est un liquide qui renferme par centimètre cube tous les principes solubles contenus dans 0,25 centigrammes de substance rénale.

II. — Introduite dans l'organisme par voie hypodermique elle améliore l'état général. Son action est prépondérante sur la toxicité urinaire diminuée dans beaucoup de néphrites chroniques et dont elle a dans nos expériences augmenté le chiffre journalier.

De même, nous avons assisté à un relèvement du coefficient d'oxydation. Ce résultat vient attester l'activité plus grande de la combustion intra-organique des produits dont la rétention est un facteur important dans les perturbations fonctionnelles apportées par le développement de la maladie rénale.

La quantité d'albumine excrétée quotidiennement a été notablement diminuée sous l'influence du même traitement par la néphrine.

Les effets diurétiques obtenus par l'injection médicamenteuse ne nous ont pas semblé d'une constance absolue : d'une manière générale, il nous apparaît en nous basant sur les résultats de nos devanciers et sur nos propres recherches que la diurèse est augmentée dans les faits où il s'agit d'accidents urémiques aigus et où l'insuffisance rénale entre brusquement en jeu (cas de Dieulafoy, de Gonin) tandis qu'il n'y a pas grande modification de l'excrétion urinaire quand on est en présence de maladies à allure chronique où la polyurie est la règle.

III. — Ce médicament n'est toxique qu'à des doses énormes, de cent fois supérieures à celles usitées et l'injection quotidienne de 1 à 5 centimètres cubes par vingt-quatre heures nous paraît donner des résultats satisfaisants.

Quant à son mode d'action il nous semble consister dans ce fait que l'extrait de rein supplée directement la glande dans ses fonctions en remplaçant chez elles tout ou partie de la sécrétion interne altérée dans sa quantité ou dans sa qualité.

En résumé il nous paraît que, surtout associée au régime lacté, la médication par les injections de néphrine mérite de prendre place dans la thérapeutique courante de l'insuffisance rénale.

TABLE DES MATIÈRES

www.ingramcontent.com/pod-product-compliance
Ingram Content Group UK Ltd.
Pitfield, Milton Keynes, MK11 3LW, UK
UKHW020927120726
13693UKWH00003B/1177